Bibliografische Information der Deutschen Nationalbibliothek:

Die Deutsche Bibliothek verzeichnet diese Publikation in der Deutschen National-
bibliografie; detaillierte bibliografische Daten sind im Internet über http://dnb.d-
nb.de/ abrufbar.

Impressum:

Copyright © 2005 GRIN Verlag, Open Publishing GmbH
Druck und Bindung: Books on Demand GmbH, Norderstedt Germany
ISBN: 978-3-668-13684-7

Dieses Buch bei GRIN:

http://www.grin.com/de/e-book/278222/gesetzliche-grundlagen-des-qualitaetsma-
nagements

Rudolf Kutz

Gesetzliche Grundlagen des Qualitätsmanagements

GRIN Verlag

Gesetzliche Grundlagen des Qualitätsmanagements

Rudolf Kutz

Inhaltsverzeichnis

1 Einleitung

Bislang wurden Änderung in der Sozialgesetzgebung, insbesondere im Gesundheitswesen, fast ausschließlich unter dem Begriff Gesundheitsstrukturgesetze diskutiert. Die letzte Änderung liegt gerade 3 Jahre zurück und sollte eine weitere ökonomische Expansion – ein weiteres Ansteigen der Kostenspirale – verhindern. Die Patientenrechte sollten gestärkt werden und das Qualitätsmanagement wurde in allen Segmenten des Gesundheitswesens verpflichtend. Bis zum Jahre 2003 sollten alle Krankenhäuser über ein internes QM verfügen.

Diese Ansprüche wurden bis heute nicht realisiert, Krankenhäuser verfügen – wenn überhaupt – über eine Zertifizierung, aber Qualitätsberichte, die eine öffentliche Diskussion über Qualität im Versorgungssystem zuließen, existieren nur in sehr wenigen Einrichtung, werden aber selten veröffentlicht. Die Schnittstellenprobleme, die den Anspruch nach Kontinuität und Nahtlosigkeit der Behandlung etablieren sollten, wurden nur im Bereich der Disease-Management-Programme verwirklicht und die Kostenspirale ist weiter angestiegen.

Die neuere Entwicklung verändert auch die Begrifflichkeiten. Die derzeitigen gesetzlichen Modifikation nennt man ‚Gesundheitsmodernisierungsgesetz‘ und ihre Zielorientierung ist primär auf Beitragsstabilität, insbesondere auf Beitragssenkung in Form von Präferenzen wie Eigenverantwortung, Privatisierung der Krankenversicherung und mehr Selbstbeteiligung ausgerichtet. Im Entwurf des Gesundheitsmodernisierungsgesetzes heißt es zur Begründung:

"Die Reform der gesetzlichen Krankenversicherung umfasst strukturelle Reformen sowie eine Neuordnung der Finanzierung. Die strukturellen Maßnahmen verbessern die Qualität und Wirtschaftlichkeit der Versorgung. Die Transparenz wird erhöht, Eigenverantwortung und Beteiligungsrechte der Patientinnen und Patienten werden gestärkt, die Arbeitsbedingungen für die Beschäftigten und freien Berufe verbessert, leistungsfähige Strukturen geschaffen, die solidarische Wettbewerbsordnung wird weiterentwickelt und Bürokratie abgebaut. Die Neuordnung der Finanzierung ermöglicht deutliche Beitragssatzsenkungen und umfasst ausgewogene Sparbeiträge aller Beteiligten und unter Aspekten der sozialen Gerechtigkeit neu gestaltete Zuzahlungs- und Befreiungsregelungen für Versicherte." (BD 15/1525:1)
"Die Reform der gesetzlichen Krankenversicherung umfasst strukturelle Reformen sowie eine Neuordnung der Finanzierung. Die strukturellen Maßnahmen verbessern

- die Qualität und Wirtschaftlichkeit der Versorgung.
- Die Transparenz wird erhöht,
- Eigenverantwortung und Beteiligungsrechte der Patientinnen und Patienten werden gestärkt,
- die Arbeitsbedingungen für die Beschäftigten und freien Berufe verbessert,
- leistungsfähige Strukturen geschaffen,
- die solidarische Wettbewerbsordnung wird weiterentwickelt und Bürokratie abgebaut.

- Die Neuordnung der Finanzierung ermöglicht deutliche Beitragssatzsenkungen und umfasst ausgewogene Sparbeiträge aller Beteiligten und unter
Aspekten der sozialen Gerechtigkeit neu gestaltete Zuzahlungs- und Befreiungsregelungen für Versicherte." (BD 15/1525: 2) (Diskussion dieser Ziele)

**Im Pressebericht der Bundesregierung heißt es unter Punkt 2. (Maßnahmen
zur Verbesserung der Qualität der Patientenversorgung):**
Eine Verbesserung der Qualität der Patientenversorgung gehört zu den zentralen
Zielen der Reform. Die Qualität der medizinischen Versorgung in Deutschland
zeichnet sich durch ein hohes Niveau aus. Jedoch gibt es strukturelle Mängel und
einen ständigen Verbesserungsbedarf. Deshalb werden die Strukturen bei den Institutionen der Selbstverwaltung effizienter gestaltet und es werden gezielte An-
reize für effizientes und qualitätsorientiertes Handeln der Leistungserbringer und
Krankenkassen etabliert. Ferner werden Bürokratie abgebaut und die Abläufe
werden vereinfacht. Dies alles trägt dazu bei, dass sich alle an der medizinischen
Versorgung Beteiligten künftig wieder umfassender auf ihre eigentliche Aufgabe -
die Patientenversorgung - konzentrieren können.
Im Einzelnen ist vorgesehen:
- Die Partner der gemeinsamen Selbstverwaltung errichten ein unabhängiges In-
stitut für Qualität und Wirtschaftlichkeit im Gesundheitswesen. Zu diesem
Zweck kann auch eine privatrechtliche Stiftung gegründet werden. Die
Aufgabenstellung des Instituts erstreckt sich auf Fragen von grundsätzlicher
Bedeutung, insbesondere:
- Recherche, Darstellung und Bewertung des aktuellen medizinischen Wissens-
standes zu diagnostischen und therapeutischen Verfahren bei ausgewählten
Krankheiten,
- Erstellung von wissenschaftlichen Ausarbeitungen, Gutachten und Stellungnah-
men zu Fragen der Qualität und Wirtschaftlichkeit der im Rahmen der gesetzli-
chen Krankenversicherung erbrachten Leistungen unter Berücksichtigung
alters-, geschlechts- und lebenslagenspezifischen Besonderheiten,
- Bewertung evidenzbasierter Leitlinien für die epidemiologisch wichtigsten
Erkrankungen,
  - *Abgabe von Empfehlungen zu Disease-Management-Programmen,*

- Nutzen-Bewertung von Arzneimitteln,
- Bereitstellung von auch für alle Bürgerinnen und Bürger verständlichen allgemei-
nen Informationen zur Qualität und Effizienz in der Gesundheitsversorgung.
Das Institut bearbeitet die Aufgaben im Auftrag des Gemeinsamen Bundesausschusses, indem es seinerseits Aufträge zu wissenschaftlichen Stellungnahmen an
externe Sachverständige, z.B. wissenschaftlich-medizinische Fachgesellschaften,
Qualitätssicherungsinstitutionen der Selbstverwaltungspartner oder an Dritte vergibt;
dazu zählen auch wissenschaftliche Forschungseinrichtungen und Universitäten im
In- und Ausland.
- Alle Ärzte und sonstige Gesundheitsberufe müssen durch kontinuierliche interes-
senunabhängige Fortbildung ihren Beitrag zur Qualitätssicherung leisten. Die

Kassenärztlichen Vereinigungen sind verpflichtet, die Einhaltung der Fortbildungspflichten zu überprüfen. Wer keinen Fortbildungsnachweis erbringt, muss Vergütungsabschläge hinnehmen.

- Ferner haben ärztliche Praxen ein internes Qualitätsmanagement einzuführen. Die Vorgaben hierzu werden von dem Gemeinsamen Bundesausschuss festgelegt. Die Kassenärztlichen Vereinigungen tragen zukünftig eine stärkere Verantwortung für die Qualitätssicherung in ihrem Verantwortungsbereich. Über ihre entsprechenden Aktivitäten haben sie regelmäßig einen Bericht zu erstellen, der auch für Versicherte verständlich sein muss. (www. Bundesregierung. de)

2 Grundlagen im SGB V

Ambulante Versorgung

§ 73c Förderung der Qualität in der vertragsärztlichen Versorgung

(1) In den Gesamtverträgen sollen Versorgungsaufträge vereinbart werden, deren Durchführung bestimmte qualitative oder organisatorische Anforderungen an die Vertragsärzte stellt. Dabei sind außerdem Regelungen zu treffen, wie die Erfüllung dieser besonderen Versorgungsaufträge zu vergüten ist sowie ob und wie diese Vergütung auf die in den Gesamtverträgen nach § 85 oder § 85a vereinbarten Vergütungen anzurechnen ist. Bundesmantelvertragliche Regelungen sind möglich.

(2) In den Verträgen nach Absatz 1 ist zu regeln, ob Vertragsärzte, die der Kassenärztlichen Vereinigung nachweisen, dass sie die vereinbarten Anforderungen erfüllen, einen Anspruch auf Durchführung der Versorgungsaufträge im Rahmen der vertragsärztlichen Versorgung haben. Wird keine Vereinbarung nach Satz 1 geschlossen, können Krankenkassen mit Vertragsärzten Verträge zur Durchführung der nach Absatz 1 gesamtvertraglich vereinbarten Versorgungsaufträge schließen.

§ 81a Stellen zur Bekämpfung von Fehlverhalten im Gesundheitswesen

(1) Die Kassenärztlichen Vereinigungen und die Kassenärztlichen Bundesvereinigungen richten organisatorische Einheiten ein, die Fällen und Sachverhalten nachzugehen haben, die auf Unregelmäßigkeiten oder auf rechtswidrige oder zweckwidrige Nutzung von Finanzmitteln im Zusammenhang mit den Aufgaben der jeweiligen Kassenärztlichen Vereinigung oder Kassenärztlichen Bundesver-

einigung hindeuten. Sie nehmen Kontrollbefugnisse nach § 67c Abs. 3 des
Zehnten Buches wahr.

(2) Jede Person kann sich in den Angelegenheiten des Absatzes 1 an die
Kassenärztlichen Vereinigungen und Kassenärztlichen Bundesvereinigungen wenden. Die Einrichtungen nach Absatz 1 gehen den Hin-
weisen nach, wenn sie auf Grund der einzelnen Angaben oder der
Gesamtumstände glaubhaft erscheinen.

(3) Die Kassenärztlichen Vereinigungen und die Kassenärztlichen Bundesverei-
gungen haben zur Erfüllung der Aufgaben nach Absatz 1 untereinander und mit
den Krankenkassen und ihren Verbänden zusammenzuarbeiten.

(4) Die Kassenärztlichen Vereinigungen und die Kassenärztlichen Bundesverei-
gungen sollen die Staatsanwaltschaft unverzüglich unterrichten, wenn die Prüfung ergibt, dass ein Anfangsverdacht auf strafbare Handlungen mit nicht nur
geringfügiger Bedeutung für die gesetzliche Krankenversicherung bestehen
könnte.

(5) Der Vorstand hat der Vertreterversammlung im Abstand von zwei Jahren, erstmals bis zum 31. Dezember 2005, über die Arbeit und Ergebnisse der organi-
satorischen Einheiten nach Absatz 1 zu berichten. Der Bericht ist der zuständigen Aufsichtsbehörde zuzuleiten."

§ 106 Wirtschaftlichkeitsprüfung in der vertragsärztlichen Versorgung

(1) Die Krankenkassen und die Kassenärztlichen Vereinigungen überwachen die
Wirtschaftlichkeit der vertragsärztlichen Versorgung.

(2) Die Wirtschaftlichkeit der Versorgung wird geprüft durch
1. arztbezogene Prüfung ärztlicher und ärztlich verordneter Leistungen
nach Durchschnittswerten oder bei Überschreitung der Richtgrößen nach
§ 84 (Auffälligkeitsprüfung),

2. arztbezogene Prüfung ärztlicher und ärztlich verordneter Leistungen auf
der Grundlage von arztbezogenen und versichertenbezogenen Stichproben, die **mindestens** 2 vom Hundert der Ärzte je Quartal umfassen
(Zufälligkeitsprüfung). Die Höhe der Stichprobe nach Satz 1 Nr. 2 ist
nach Arztgruppen gesondert zu bestimmen; der Prüfungsausschuss
kann für die Zwecke der Prüfung Gruppen abweichend von den Fach-
gebieten nach ausgewählten Leistungsmerkmalen bilden. Die Landesverbände der Krankenkassen und die Verbände der Ersatzkassen können gemeinsam und einheitlich mit den Kassenärztlichen Vereinigungen
über die in Satz 1 vorgesehenen Prüfungen hinaus andere arztbezo-

gene Prüfungsarten vereinbaren; dabei dürfen versichertenbezogene Daten nur nach den Vorschriften des 10. Kapitels erhoben, verarbeitet oder genutzt werden.

Die Prüfungen nach Satz 1 umfassen auch die Häufigkeit von Überweisungen, Krankenhauseinweisungen und Feststellungen der Arbeitsunfähigkeit sowie die Häufigkeit und den Umfang sonstiger veranlasster Leistungen, insbesondere aufwendiger medizinisch-technischer Leistungen. Eine erneute Prüfung nach Satz 1 Nr. 2 findet im Regelfall nicht vor Ablauf von zwei Jahren nach Einleitung dieser Prüfung statt. Die Prüfungen nach Durchschnittswerten sind für den Zeitraum eines Quartals, die Prüfungen bei Überschreitung der Richtgrößen für den Zeitraum eines Kalenderjahres durchzuführen. In die Prüfungen sind auch die Leistungen einzubeziehen, die im Rahmen der Kostenerstattung vergütet worden sind.

(2a) Gegenstand der Beurteilung der Wirtschaftlichkeit in den Prüfungen nach Absatz 2 Satz 1 Nr. 2 sind, soweit dafür Veranlassung besteht,

    1. die medizinische Notwendigkeit der Leistungen (Indikation),

       2. die Eignung der Leistungen zur Erreichung des therapeutischen oder diagnostischen Ziels (Effektivität),

       3. die Übereinstimmung der Leistungen mit den anerkannten Kriterien für ihre fachgerechte Erbringung (Qualität), insbesondere mit den in den Richtlinien der Bundesausschüsse enthaltenen Vorgaben,

       4. die Angemessenheit der durch die Leistungen verursachten Kosten im Hinblick auf das Behandlungsziel,

       5. bei Leistungen des Zahnersatzes und der Kieferorthopädie auch die Vereinbarkeit der Leistungen mit dem Heil- und Kostenplan.

(3) Die in Absatz 2 Satz 4 genannten Vertragspartner vereinbaren die Verfahren zur Prüfung der Wirtschaftlichkeit nach Absatz 2 gemeinsam und einheitlich. (..) Der einer Prüfung nach Absatz 2 Satz 1 Nr. 2 zugrunde zu legende Zeitraum beträgt mindestens ein Jahr. (..) Für den Fall wiederholt festgestellter Unwirtschaftlichkeit sind pauschale Honorarkürzungen vorzusehen.

(3a) Ergeben die Prüfungen nach Absatz 2 und nach § 275 Abs. 1 Nr. 3b, Abs. 1a und Abs. 1b, daß ein Arzt Arbeitsunfähigkeit festgestellt hat, obwohl die medizinischen Voraussetzungen dafür nicht vorlagen, kann der Arbeitgeber, der zu Unrecht Arbeitsentgelt gezahlt hat, und die Krankenkasse, die zu Unrecht Krankengeld gezahlt hat, von dem Arzt Schadensersatz verlangen, wenn die Arbeitsunfähigkeit grob fahrlässig oder vorsätzlich festgestellt worden ist, obwohl die Voraussetzungen dafür nicht vorgelegen hatten.

(4) Die in Absatz 2 Satz 4 genannten Vertragspartner bilden bei den Kassenärztli-
chen Vereinigungen gemeinsame Prüfungs- und Beschwerdeausschüsse. Den
Ausschüssen gehören Vertreter der Ärzte und der Krankenkassen in gleicher
Zahl an. Den Vorsitz führt jährlich wechselnd ein Vertreter der Ärzte und ein
Vertreter der Krankenkassen. Bei Stimmengleichheit gibt die Stimme des Vor-
sitzenden den Ausschlag.

(1) Der Prüfungsausschuss führt die Prüfungen nach Absatz 2 durch; er entscheidet, ob der Vertragsarzt, der ermächtigte Arzt oder die ermächtigte ärztlich geleitete Einrichtung gegen das Wirtschaftlichkeitsgebot verstoßen hat und welche
Maßnahmen zu treffen sind. Dabei sollen gezielte Beratungen weiteren Maßnahmen in der Regel vorangehen. (..) Gegen die Entscheidungen der Prü-
fungsausschüsse können die betroffenen Ärzte und ärztlich geleiteten Einrichtungen, die Krankenkasse, die betroffenen Landesverbände der Krankenkassen
sowie die Kassenärztlichen Vereinigungen die Beschwerdeausschüsse anrufen.
Die Anrufung hat aufschiebende Wirkung. Für das Verfahren sind § 84 Abs. 1
und § 85 Abs. 3 des Sozialgerichtsgesetzes anzuwenden. Das Verfahren vor
dem Beschwerdeausschuß gilt als Vorverfahren (§ 78 des Sozialgerichtsgesetzes).

(5a) Prüfungen bei Überschreitung der Richtgrößen nach § 84 Abs. 3 werden
durchgeführt, wenn die Richtgrößen um mehr als fünf vom Hundert überschrit-
ten werden und auf Grund der vorliegenden Daten nicht davon auszugehen ist,
dass die Überschreitung durch Praxisbesonderheiten begründet ist. Bei einer
Überschreitung der Richtgrößen um mehr als 15 vom Hundert hat der Vertragsarzt den sich aus der Überschreitung der Richtgrößen ergebenden Mehrauf-
wand zu erstatten, soweit dieser nicht durch Praxisbesonderheiten begründet
ist. Absatz 5 Satz 4 gilt entsprechend. Eine Klage gegen die Entscheidung des
Beschwerdeausschusses hat keine aufschiebende Wirkung. (..)

(6) Die Absätze 1 bis 5 gelten auch für die Prüfung der Wirtschaftlichkeit der im
Krankenhaus erbrachten ambulanten ärztlichen und belegärztlichen Leistungen;
§ 83 Abs. 2 gilt entsprechend.

§ 111 Versorgungsverträge mit Vorsorge- oder Rehabilitationseinrichtungen

(1) Die Krankenkassen dürfen medizinische Leistungen zur Vorsorge (§ 23 Abs. 4)
oder Rehabilitation einschließlich der Anschlussheilbehandlung (§ 40), die eine
stationäre Behandlung, aber keine Krankenhausbehandlung erfordern, nur in
Vorsorge- oder Rehabilitationseinrichtungen erbringen lassen, mit denen ein
Versorgungsvertrag nach Absatz 2 besteht.

(2) Die Landesverbände der Krankenkassen und die Verbände der Ersatzkassen
gemeinsam schließen mit Wirkung für ihre Mitgliedskassen einheitliche Versor-

gungsverträge über die Durchführung der in Absatz 1 genannten Leistungen mit Vorsorge- oder Rehabilitationseinrichtungen, die

1. die Anforderungen des § 107 Abs. 2 erfüllen und

2. für eine bedarfsgerechte, leistungsfähige und wirtschaftliche Versorgung der Versicherten ihrer Mitgliedskassen mit stationären medizinischen Leistungen zur Vorsorge oder Rehabilitation einschließlich der Anschlussheilbehandlung notwendig sind.

§ 109 Abs. 1 Satz 1 gilt entsprechend. Die Landesverbände der Krankenkassen eines anderen Bundeslandes und die Verbände der Ersatzkassen können einem nach Satz 1 geschlossenen Versorgungsvertrag beitreten, soweit für die Behandlung der Versicherten ihrer Mitgliedskassen in der Vorsorge- oder Rehabilitationseinrichtung ein Bedarf besteht.

(3) Bei Vorsorge- oder Rehabilitationseinrichtungen, die vor dem 1. Januar 1989 stationäre medizinische Leistungen für die Krankenkassen erbracht haben, gilt ein Versorgungsvertrag in dem Umfang der in den Jahren 1986 bis 1988 erbrachten Leistungen als abgeschlossen. Satz 1 gilt nicht, wenn die Einrichtung die Anforderungen nach Absatz 2 Satz 1 nicht erfüllt und die zuständigen Landesverbände der Krankenkassen und die Verbände der Ersatzkassen gemeinsam dies bis zum 30. Juni 1989 gegenüber dem Träger der Einrichtung schriftlich geltend machen.

(4) Mit dem Versorgungsvertrag wird die Vorsorge- oder Rehabilitationseinrichtung für die Dauer des Vertrages zur Versorgung der Versicherten mit stationären medizinischen Leistungen zur Vorsorge oder Rehabilitation zugelassen. Der Versorgungsvertrag kann von den Landesverbänden der Krankenkassen und den Verbänden der Ersatzkassen gemeinsam mit einer Frist von einem Jahr gekündigt werden, wenn die Voraussetzungen für seinen Abschluß nach Absatz 2 Satz 1 nicht mehr gegeben sind. Mit der für die Krankenhausplanung zuständigen Landesbehörde ist Einvernehmen über Abschluss und Kündigung des Versorgungsvertrags anzustreben.

(5) Die Vergütungen für die in Absatz 1 genannten Leistungen werden zwischen den Krankenkassen und den Trägern der zugelassenen Vorsorge- oder Rehabilitationseinrichtungen vereinbart.

(6) Soweit eine wirtschaftlich und organisatorisch selbständige, gebietsärztlich geleitete Vorsorge- oder Rehabilitationseinrichtung an einem zugelassenen Krankenhaus die Anforderungen des Absatzes 2 Satz 1 erfüllt, gelten im übrigen die Absätze 1 bis 5.

§ 111a Rahmenempfehlungen über Vorsorge- und Rehabilitationsmaßnahmen

Die Spitzenverbände der Krankenkassen gemeinsam und einheitlich und die für die Wahrnehmung der Interessen der ambulanten und stationären Vorsorge- und Rehabilitationseinrichtungen auf Bundesebene maßgeblichen Spitzenorganisationen sollen unter Berücksichtigung der Richtlinie nach § 92 Abs. 1 Satz 2 Nr. 8 gemeinsam Rahmenempfehlungen für ambulante und stationäre medizinische Vorsorgeleistungen sowie ambulante und stationäre medizinische Rehabilitationsleistungen abgeben; für Vorsorge- und Rehabilitationseinrichtungen, die einer Kirche oder einer Religionsgemeinschaft des öffentlichen Rechts oder einem sonstigen freigemeinnützigen Träger zuzuordnen sind, können die Rahmenempfehlungen gemeinsam mit den übrigen Partnern der Rahmenempfehlungen auch von der Kirche oder der Religionsgemeinschaft oder von dem Wohlfahrtsverband abgeschlossen werden, dem die Einrichtung angehört. In den Empfehlungen sind insbesondere zu regeln:

1. die Konkretisierung der Ziele und Inhalte von medizinischen Vorsorge- und Rehabilitationsmaßnahmen,
2. ein Katalog von Indikationen,
3. die individuellen Voraussetzungen für medizinische Vorsorge- und Rehabilitationsmaßnahmen unter Beachtung der Vorrangigkeit ambulanter Behandlungsmöglichkeiten,
4. *aus medizinischen Gründen notwendige Abweichungen von der gesetzlichen Regeldauer von Vorsorge- und Rehablitationsmaßnahmen,* **(aufgehoben ab dem 1.1.2001)**
5. Umfang und Inhalt der Zusammenarbeit der Vorsorge- und Rehabilitationseinrichtungen mit Vertragsärzten und Krankenhäusern,
6. Maßnahmen zur Sicherung der Qualität der Behandlung, der Versorgungsabläufe und der Behandlungsergebnisse, **soweit nicht der Anwendungsbereich von § 137 d betroffen ist,**
7. Maßstäbe und Grundsätze für die Wirtschaftlichkeit der Leistungserbringung,
8. Maßnahmen zur Förderung eines gleichmäßigen Leistungsgeschehens. Vor Abschluss der Rahmenempfehlungen ist der Kassenärztlichen Bundesvereinigung und zu der Regelung nach Satz 2 Nr. 5 auch der Deutschen Krankenhausgesellschaft Gelegenheit zur Stellungnahme zu geben; die Stellungnahmen sind in den Entscheidungsprozeß der Partner der Rahmenempfehlungen einzubeziehen.

§ 113 Qualitäts- und Wirtschaftlichkeitsprüfung der Krankenhausbehandlung

(1) Die Landesverbände der Krankenkassen, die Verbände der Ersatzkassen und der Landesausschuss des Verbandes der privaten Krankenversicherung können gemeinsam die Wirtschaftlichkeit, Leistungsfähigkeit und Qualität der Krankenhausbehandlung eines zugelassenen Krankenhauses durch einvernehmlich mit dem Krankenhausträger bestellte Prüfer untersuchen lassen. Kommt eine Eini-

gung über den Prüfer nicht zustande, wird dieser auf Antrag innerhalb von zwei Monaten von der Landesschiedsstelle nach § 114 Abs. 1 bestimmt. Der Prüfer ist unabhängig und an Weisungen nicht gebunden.

(2) Die Krankenhäuser und ihre Mitarbeiter sind verpflichtet, dem Prüfer und seinen Beauftragten auf Verlangen die für die Wahrnehmung ihrer Aufgaben notwendigen Unterlagen vorzulegen und Auskünfte zu erteilen.

(3) Das Prüfungsergebnis ist, unabhängig von den sich daraus ergebenden Folgerungen für eine Kündigung des Versorgungsvertrags nach § 110, in der nächstmöglichen Pflegesatzvereinbarung mit Wirkung für die Zukunft zu berücksichtigen. Die Vorschriften über Wirtschaftlichkeitsprüfungen nach der Bundespflegesatzverordnung bleiben unberührt.

(4) Die Wirtschaftlichkeit und Qualität der Versorgung durch psychiatrische Institutsambulanzen (§ 118) und sozialpädiatrische Zentren (§ 119) werden von den Krankenkassen in entsprechender Anwendung der nach § 83 Abs. 2, § 106 Abs. 2 und 3 und § 136 geltenden Regelungen geprüft.

§ 114 Landesschiedsstelle

(1) Die Landesverbände der Krankenkassen und die Verbände der Ersatzkassen gemeinsam und die Landeskrankenhausgesellschaften oder die Vereinigungen der Krankenhausträger im Land gemeinsam bilden für jedes Land eine Schiedsstelle. Diese entscheidet in den ihr nach diesem Buch zugewiesenen Aufgaben.

(2) Die Landesschiedsstelle besteht aus Vertretern der Krankenkassen und zugelassenen Krankenhäuser in gleicher Zahl sowie einem unparteiischen Vorsitzenden und zwei weiteren unparteiischen Mitgliedern. Die Vertreter der Krankenkassen und deren Stellvertreter werden von den Landesverbänden der Krankenkassen und den Verbänden der Ersatzkassen, die Vertreter der zugelassenen Krankenhäuser und deren Stellvertreter von der Landeskrankenhausgesellschaft bestellt. Der Vorsitzende und die weiteren unparteiischen Mitglieder werden von den beteiligten Organisationen gemeinsam bestellt. Kommt eine Einigung nicht zustande, werden sie in entsprechender Anwendung des Verfahrens nach § 89 Abs. 3 Satz 3 und 4 durch Los bestellt. Soweit beteiligte Organisationen keine Vertreter bestellen oder im Verfahren nach Satz 3 keine Kandidaten für das Amt des Vorsitzenden oder der weiteren unparteiischen Mitglieder benennen, bestellt die zuständige Landesbehörde auf Antrag einer beteiligten Organisation die Vertreter und benennt die Kandidaten; die Amtsdauer der Mitglieder der Schiedsstelle beträgt in diesem Fall ein Jahr.

(3) Die Mitglieder der Schiedsstelle führen ihr Amt als Ehrenamt. Sie sind an Weisungen nicht gebunden. Jedes Mitglied hat eine Stimme. Die Entscheidungen

werden mit der Mehrheit der Mitglieder getroffen. Ergibt sich keine Mehrheit, gibt die Stimme des Vorsitzenden den Ausschlag.

(4) Die Aufsicht über die Geschäftsführung der Schiedsstelle führt die zuständige Landesbehörde.

(5) Die Landesregierungen werden ermächtigt, durch Rechtsverordnung das Nähere über die Zahl, die Bestellung, die Amtsdauer und die Amtsführung, die Erstattung der baren Auslagen und die Entschädigung für Zeitaufwand der Mitglieder der Schiedsstelle und der erweiterten Schiedsstelle (§ 115 Abs. 3), die Geschäftsführung, das Verfahren, die Erhebung und die Höhe der Gebühren sowie über die Verteilung der Kosten zu bestimmen.

§ 135 Bewertung von Untersuchungs- und Behandlungsmethoden

(1) Neue Untersuchungs- und Behandlungsmethoden dürfen in der vertragsärztlichen und vertragszahnärztlichen Versorgung zu Lasten der Krankenkassen nur erbracht werden, wenn die Bundesausschüsse der Ärzte und Krankenkassen auf Antrag einer Kassenärztlichen Bundesvereinigung, einer Kassenärztlichen Vereinigung oder eines Spitzenverbandes der Krankenkassen in Richtlinien nach § 92 Abs. 1 Satz 2 Nr. 5 Empfehlungen abgegeben haben über

1. die Anerkennung des diagnostischen und therapeutischen Nutzens der neuen Methode sowie deren medizinische Notwendigkeit und Wirtschaftlichkeit - auch im Vergleich zu bereits zu Lasten der Krankenkassen erbrachte Methoden - nach dem jeweiligen Stand der wissenschaftlichen Erkenntnisse in der jeweiligen Therapierichtung,

2. die notwendige Qualifikation der Ärzte, die apparativen Anforderungen sowie Anforderungen an Maßnahmen der Qualitätssicherung, um eine sachgerechte Anwendung der neuen Methode zu sichern, und

3. die erforderlichen Aufzeichnungen über die ärztliche Behandlung.

Die Bundesausschüsse überprüfen die zu Lasten der Krankenkassen erbrachten vertragsärztlichen und vertragszahnärztlichen Leistungen daraufhin, ob sie den Kriterien nach Satz 1 Nr. 1 entsprechen. Falls die Überprüfung ergibt, daß diese Kriterien nicht erfüllt werden, dürfen die Leistungen nicht mehr als vertragsärztliche oder vertragszahnärztliche Leistungen zu Lasten der Krankenkassen erbracht werden. Die Bundesausschüsse der Ärzte und Krankenkassen stimmen ihren Arbeitsplan und die Bewertungsergebnisse nach Satz 2 mit dem Ausschuss Krankenhaus (§ 137 c) ab.

§ 135a Verpflichtung zur Qualitätssicherung

(1) Die Leistungserbringer sind zur Sicherung und Weiterentwicklung der Qualität der von ihnen erbrachten Leistungen verpflichtet. Die Leistungen müssen dem jeweiligen Stand der wissenschaftlichen Erkenntnisse entsprechen und in der fachlich gebotenen Qualität erbracht werden.

(2) Vertragsärzte, medizinische Versorgungszentren, zugelassene Krankenhäuser, Erbringer von Vorsorgeleistungen oder Rehabilitationsmaßnahmen und Einrichtungen, mit denen ein Versorgungsvertrag nach § 111a besteht, sind nach Maßgabe der §§ 136a, 136b, 137 und 137d verpflichtet,

>   1. sich an einrichtungsübergreifenden Maßnahmen der Qualitätssicherung zu beteiligen, die insbesondere zum Ziel haben, die Ergebnisqualität zu verbessern und
>   2. einrichtungsintern ein Qualitätsmanagement einzuführen und weiterzuentwickeln."

§ 136 Förderung der Qualität durch die Kassenärztlichen Vereinigungen.

(1) Die Kassenärztlichen Vereinigungen haben Maßnahmen zur Förderung der Qualität der vertragsärztlichen Versorgung durchzuführen. Die Ziele und Ergebnisse dieser Qualitätssicherungsmaßnahmen sind von den Kassenärztlichen Vereinigungen zu dokumentieren und jährlich zu veröffentlichen."

(2) Der Gemeinsame Bundesausschuss entwickelt in Richtlinien nach § 92 Kriterien zur Qualitätsbeurteilung in der vertragsärztlichen Versorgung sowie Auswahl, Umfang und Verfahren der Stichprobenprüfungen nach Satz 1.
Satz 2 gilt für den vertragszahnärztlichen Bereich entsprechend."

§ 136 a Qualitätssicherung in der vertragsärztlichen Versorgung

Der Bundesausschuss der Ärzte und Krankenkassen bestimmt für die vertragsärztliche Versorgung durch Richtlinien nach § 92
1. die verpflichtenden Maßnahmen der Qualitätssicherung nach § 135 a Abs. 2 und
2. Kriterien für die indikationsbezogene Notwendigkeit und Qualität der durchgeführten diagnostischen und therapeutischen Leistungen, insbesondere aufwendiger medizintechnischer Leistungen.
Vor der Entscheidung des Bundesausschusses über die Richtlinien ist der Bundesärztekammer und der Deutschen Krankenhausgesellschaft Gelegenheit zur Stellungnahme zu geben.

§ 136 b Qualitätssicherung in der vertragszahnärztlichen Versorgung

(1) Der Bundesausschuss der Zahnärzte und Krankenkassen bestimmt für die vertragszahnärztliche Versorgung durch Richtlinien nach § 92

1. die verpflichtenden Maßnahmen der Qualitätssicherung nach § 135 a Abs. 2
und

2. Kriterien für die indikationsbezogene Notwendigkeit und Qualität aufwendiger
diagnostischer und therapeutischer Leistungen.

Vor der Entscheidung des Bundesausschusses über die Richtlinien ist der
Bundeszahnärztekammer Gelegenheit zur Stellungnahme zu geben.

(2) Der Bundesausschuss hat auch Qualitätskriterien für die Versorgung mit Füllungen und Zahnersatz zu beschließen. Bei der Festlegung von Qualitätskriterien
für Zahnersatz ist der Verband Deutscher Zahntechniker-Innungen zu beteiligen;
die Stellungnahmen sind in die Entscheidung einzubeziehen. Der Zahnarzt
übernimmt für Füllungen und die Versorgung mit Zahnersatz eine zweijährige
Gewähr. Identische und Teilwiederholungen von Füllungen sowie die Erneue-
rung und Wiederherstellung von Zahnersatz einschließlich Zahnkronen sind in
diesem Zeitraum vom Zahnarzt kostenfrei vorzunehmen. Ausnahmen hiervon
bestimmen die Kassenzahnärztliche Bundesvereinigung und die Spitzenverbände der Krankenkassen gemeinsam und einheitlich. § 195 des Bürgerlichen
Gesetzbuches bleibt unberührt. Längere Gewährleistungsfristen können zwi-
schen den Kassenzahnärztlichen Vereinigungen und den Landesverbänden der
Krankenkassen und den Verbänden der Ersatzkassen sowie in Einzel- oder
Gruppenverträgen zwischen Zahnärzten und Krankenkassen vereinbart werden.
Die Krankenkassen können hierfür Vergütungszuschläge gewähren; der
Eigenanteil der Versicherten bei Zahnersatz bleibt unberührt. Die Zahnärzte, die
ihren Patienten eine längere Gewährleistungsfrist einräumen, können dies ihren
Patienten bekannt machen.

Stationäre Versorgung

§ 137 Qualitätssicherung bei zugelassenen Krankenhäusern

(1) Der Gemeinsame Bundesausschuss beschließt unter Beteiligung des
Verbandes der privaten Krankenversicherung, der Bundesärztekammer
sowie der Berufsorganisationen der Krankenpflegeberufe Maßnahmen
der Qualitätssicherung für nach § 108 zugelassene Krankenhäuser
einheitlich für alle Patienten. Dabei sind die Erfordernisse einer sektor-
und berufsgruppenübergreifenden Versorgung angemessen zu
berücksichtigen. Dazu ist der Kassenärztlichen Bundesvereinigung
Gelegenheit zur Stellungnahme zu geben. Die Beschlüsse nach Satz 1
regeln insbesondere

1. die verpflichtenden Maßnahmen der Qualitätssicherung nach § 135 a Abs. 2 sowie die grundsätzlichen Anforderungen an ein einrichtungsinternes Qualitätsmanagement.

2. Kriterien für die indikationsbezogene Notwendigkeit und Qualität der im Rahmen der Krankenhausbehandlung durchgeführten diagnostischen und therapeutischen Leistungen, insbesondere aufwändiger medizintechnischer Leistungen; dabei sind auch Mindestanforderungen an die Strukturqualität einschließlich im Abstand von fünf Jahren zu erfüllender Fortbildungspflichten der Fachärzte und an die Ergebnisqualität festzulegen.

3. Grundsätze zur Einholung von Zweitmeinungen vor Eingriffen und Vergütungsabschläge für zugelassene Krankenhäuser, die ihre Verpflichtungen zur Qualitätssicherung nicht einhalten.

(2) Die Beschlüsse nach Absatz 1 sind für zugelassene Krankenhäuser unmittelbar verbindlich. Sie haben Vorrang vor Verträgen nach § 112 Abs. 1, soweit diese keine ergänzenden Regelungen zur Qualitätssicherung enthalten. Verträge zur Qualitätssicherung nach § 112 Abs. 1 gelten bis zum Abschluss von Vereinbarungen nach Absatz 1 fort.

§ 137 b Förderung der Qualitätssicherung in der Medizin

Der gemeinsame Bundesausschuss hat den Stand der Qualitätssicherung im Gesundheitswesen festzustellen, sich daraus ergebenden Weiterentwicklungsbedarf zu benennen, eingeführte Qualitätssicherungsmaßnahmen auf ihre Wirksamkeit hin zu bewerten und Empfehlungen für eine an einheitlichen Grundsätzen ausgerichtete sowie sektoren- und berufsgruppenübergreifende Qualitätssicherung im Gesundheitswesen einschließlich ihrer Umsetzung zu erarbeiten. Er erstellt in regelmäßigen Abständen einen Bericht über den Stand der Qualitätssicherung..

§ 137c Bewertung von Untersuchungs- und Behandlungsmethoden im Krankenhaus

(1) Der Gemeinsame Bundesausschuss nach § 91 überprüft auf Antrag eines Spitzenverbandes der Krankenkassen, der Deutschen Krankenhausgesellschaft oder eines Bundesverbandes der Krankenhausträger Untersuchungs- und Behandlungsmethoden, die zu Lasten der gesetzlichen Krankenkassen im Rahmen einer Krankenhausbehandlung angewandt werden oder angewandt werden sollen, daraufhin, ob sie für eine ausreichende, zweckmäßige und wirtschaftliche Versorgung der Versicherten unter Berücksichtung des allgemein anerkannten Standes der medizinischen Erkenntnisse erforderlich sind. Ergibt die Überprüfung, dass die Methode nicht den Kriterien nach Satz 1 entspricht, erlässt der Gemeinsame Bundesausschuss eine entsprechende Richtlinie.

(2) Wird eine Beanstandung des Bundesministeriums für Gesundheit und Soziale Sicherung nach § 94 Abs. 1 Satz 2 nicht innerhalb der von ihm gesetzten Frist behoben, kann das Bundesministerium die Richtlinie erlassen. Ab dem Tag des Inkrafttretens einer Richtlinie darf die ausgeschlossene Methode im Rahmen einer Krankenhausbehandlung nicht mehr zu Lasten der Krankenkassen erbracht werden; die Durchführung klinischer Studien bleibt unberührt.

§ 137 d Qualitätssicherung bei der ambulanten und stationären Vorsorge oder Rehabilitation

(1) Für stationäre Vorsorge- oder Rehabilitationseinrichtungen, mit denen ein Vertrag nach § 111 besteht, vereinbaren die Spitzenverbände der Krankenkassen gemeinsam und einheitlich mit den für die Wahrnehmung der Interessen der stationären Vorsorge- oder Rehabilitationseinrichtungen auf Bundesebene maßgeblichen Spitzenorganisationen die Maßnahmen der Qualitätssicherung nach § 135 a Abs. 2 sowie die grundsätzlichen Anforderungen an ein einrichtungsinternes Qualitätsmanagement.

(2) Für Leistungserbringer, die ambulante Vorsorgeleistungen oder Rehabilitationsmaßnahmen nach § 23 Abs. 2 oder § 40 Abs. 1 erbringen, vereinbaren die Spitzenverbände der Krankenkassen gemeinsam und einheitlich, die Kassenärztliche Bundesvereinigung und die Bundesverbände der Leistungserbringer, die ambulante Vorsorgeleistungen oder Rehabilitationsmaßnahmen durchführen, Maßnahmen der Qualitätssicherung nach § 135 a Abs. 2 sowie die grundsätzlichen Anforderungen an ein einrichtigungsinternes Qualitätsmanagement.

(3) Die Vertragspartner haben durch geeignete Maßnahmen sicherzustellen, dass die Anforderungen an die Qualitätssicherung für die ambulante und stationäre Vorsorge und Rehabilitation einheitlichen Grundsätzen genügen, und die Erfordernisse einer sektor- und berufsgruppenübergreifenden Versorgung angemessen berücksichtigt sind. Bei Vereinbarungen nach Absatz 1 ist der Bundesärztekammer und der Deutschen Krankenhausgesellschaft Gelegenheit zur Stellungnahme zu geben.

§ 137f wird wie folgt geändert:

a) Absatz 1 Satz 1 wird wie folgt gefasst:
(1) Der Gemeinsame Bundesausschuss nach § 91 empfiehlt dem Bundesministerium für Gesundheit und Soziale Sicherung für die Abgrenzung der Versichertengruppen nach § 267 Abs. 2 Satz 4 nach Maßgabe von Satz 2 geeignete chronische Krankheiten, für die strukturierte Behandlungsprogramme entwickelt werden sollen, die den Behandlungsablauf und die Qualität der medizinischen Versorgung chronisch Kranker verbessern.

b) Absatz 2 wird wie folgt geändert:

aa) Satz 1 wird wie folgt gefasst:
Der Gemeinsame Bundesausschuss nach § 91 empfiehlt dem Bundesministerium für Gesundheit und Soziale Sicherung für die Rechtsverordnung nach § 266 Abs. 7 Anforderungen an die Ausgestaltung von Behandlungsprogrammen nach Absatz 1.

bb) Satz 2 Nr. 1:
1. *Behandlung nach dem aktuellen Stand der medizinischen Wissenschaft unter Berücksichtigung von evidenzbasierten Leitlinien oder nach der jeweils besten, verfügbaren Evidenz sowie unter Berücksichtigung des jeweiligen Versorgungssektors.*

cc) Satz 3:

Das Bundesministerium für Gesundheit und Soziale Sicherung gibt dem Gemeinsamen Bundesausschuss nach Satz 1 bekannt, für welche chronischen Krankheiten nach Absatz 1 die Anforderungen zu empfehlen sind; die Empfehlung ist unverzüglich nach dieser Bekanntgabe vorzulegen.

§ 139 Qualitätssicherung bei Hilfsmitteln

(1) Die Spitzenverbände der Krankenkassen gemeinsam und einheitlich sollen zur Sicherung einer ausreichenden, zweckmäßigen, funktionsgerechten und wirtschaftlichen Versorgung der Versicherten mit Hilfsmitteln für bestimmte Hilfsmittel Qualitätsstandards entwickeln. Die Qualitätsstandards sind im Hilfsmittelverzeichnis nach § 128 zu veröffentlichen.

(1) Voraussetzung der Aufnahme neuer Hilfsmittel in das Hilfsmittelverzeichnis ist, daß der Hersteller die Funktionstauglichkeit und den therapeutischen Nutzen des Hilfsmittels sowie seine Qualität nachweist. Über die Aufnahme in das Hilfsmittelverzeichnis entscheiden die Spitzenverbände der Krankenkassen gemeinsam und einheitlich, nachdem der Medizinische Dienst die Voraussetzungen geprüft hat.
Das Verfahren zur Aufnahme in das Hilfsmittelverzeichnis regeln die Spitzenverbände der Krankenkassen. Dabei ist darauf hinzuwirken, dass die Unterlagen innerhalb von sechs Monaten nach Antragsstellung vollständig vorliegen, und sicherzustellen, dass die Entscheidung spätestens sechs Monate nach Vorlage der vollständigen Unterlagen getroffen wird. Über die Entscheidung ist ein Bescheid zu erteilen.

(3) Die Spitzenverbände der Krankenkassen gemeinsam und einheitlich geben produktgruppenbezogene Empfehlungen zur Fortbildung der Leistungserbringer von Hilfsmitteln und zur Qualitätssicherung der Leistungserbringung ab.

§ 139a Institut für Qualität und Wirtschaftlichkeit im Gesundheitswesen

(1) Der Gemeinsame Bundesausschuss nach § 91 gründet ein fachlich unabhängiges, rechtsfähiges, wissenschaftliches Institut für Qualität und Wirtschaftlichkeit im Gesundheitswesen und ist dessen Träger. Hierzu kann eine Stiftung des privaten Rechts errichtet werden.

(2) Die Bestellung der Institutsleitung hat im Einvernehmen mit dem Bundesministerium für Gesundheit und Soziale Sicherung zu erfolgen. Wird eine Stiftung des privaten Rechts errichtet, erfolgt das Einvernehmen innerhalb des Stiftungsvorstands, in den das Bundesministerium für Gesundheit und Soziale Sicherung einen Vertreter entsendet.

(3) Das Institut wird zu Fragen von grundsätzlicher Bedeutung für die Qualität und Wirtschaftlichkeit der im Rahmen der gesetzlichen Krankenversicherung erbrachten Leistungen insbesondere auf folgenden Gebieten tätig:
   1. Recherche, Darstellung und Bewertung des aktuellen medizinischen Wissensstandes zu diagnostischen und therapeutischen Verfahren bei ausgewählten Krankheiten,
   2. Erstellung von wissenschaftlichen Ausarbeitungen, Gutachten und Stellungnahmen zu Fragen der Qualität und Wirtschaftlichkeit der im Rahmen der gesetzlichen Krankenversicherung erbrachten Leistungen unter Berücksichtigung alters-, geschlechts- und lebenslagenspezifischer Besonderheiten,
   3. Bewertungen evidenzbasierter Leitlinien für die epidemiologisch wichtigsten Krankheiten,
   4. Abgabe von Empfehlungen zu Disease-Management-Programmen,
   5. Bewertung des Nutzens von Arzneimitteln,
   6. Bereitstellung von für alle Bürgerinnen und Bürger verständlichen allgemeinen Informationen zur Qualität und Effizienz in der Gesundheitsversorgung.

(1) Das Institut hat in regelmäßigen Abständen über die Arbeitsprozesse und -ergebnisse einschließlich der Grundlagen für die Entscheidungsfindung öffentlich zu berichten.

(2) Den für die Wahrnehmung der Interessen der Patientinnen und Patienten und der Selbsthilfe chronisch kranker und behinderter Menschen maßgeblichen Organisationen sowie der oder dem Beauftragten der Bundesregierung für die Belange der Patientinnen und Patienten ist im Rahmen der Aufgabenerfüllung des Instituts Gelegenheit zur Stellungnahme zu geben.

(6) Zur Sicherstellung der fachlichen Unabhängigkeit des Instituts haben die Beschäftigten vor ihrer Einstellung alle Beziehungen zu Interessenverbänden, Auf-

tragsinstituten, insbesondere der pharmazeutischen Industrie und der Medizinprodukteindustrie, einschließlich Art und Höhe von Zuwendungen offen zu legen.

§ 139b Aufgabendurchführung

(1) Der Gemeinsame Bundesausschuss nach § 91 beauftragt das Institut mit Arbeiten nach § 139a Abs. 3. Die den Gemeinsamen Bundesausschuss bildenden
Institutionen, das Bundesministerium für Gesundheit und Soziale Sicherung und
die für die Wahrnehmung der Interessen der Patientinnen und Patienten und der
Selbsthilfe chronisch kranker und behinderter Menschen maßgeblichen Organisationen sowie die oder der Beauftragte der Bundesregierung für die Belange
der Patientinnen und Patienten können die Beauftragung des Institutes beim
Gemeinsamen Bundesausschuss beantragen.

(2) Das Bundesministerium für Gesundheit und Soziale Sicherung kann die Bear-
beitung von Aufgaben nach § 139a Abs. 3 unmittelbar beim Institut beantragen.
Das Institut kann einen Antrag des Bundesministeriums für Gesundheit und Soziale Sicherung als unbegründet ablehnen, es sei denn, das Bundesministerium
für Gesundheit und Soziale Sicherung übernimmt die Finanzierung der Bear-
beitung des Auftrags.

(3) Zur Erledigung der Aufgaben nach § 139a Abs. 3 Nr. 1 bis 5 hat das Institut wissenschaftliche Forschungsaufträge an externe Sachverständige zu vergeben.
Diese haben alle Beziehungen zu Interessenverbänden, Auftragsinstituten, insbesondere der pharmazeutischen Industrie und der Medizinprodukteindustrie,
einschließlich Art und Höhe von Zuwendungen <u>offen zu legen</u>.

(4) Das Institut leitet die Arbeitsergebnisse der Aufträge nach den Absätzen 1 und 2
dem Gemeinsamen Bundesausschuss nach § 91 als Empfehlungen zu. Der Gemeinsame Bundesausschuss hat die Empfehlungen im Rahmen seiner Aufgabenstellung zu berücksichtigen.

§ 139c Finanzierung

(1) Die Finanzierung des Instituts nach § 139a Abs. 1 erfolgt jeweils zur Hälfte
durch die Erhebung eines Zuschlags für jeden abzurechnenden Krankenhausfall
und durch die zusätzliche Anhebung der Vergütungen für die ambulante vertragsärztliche und vertragszahnärztliche Versorgung nach den §§ 85 und 85a
um einen entsprechenden Vomhundertsatz. Die im stationären Bereich erhobe-
nen Zuschläge werden in der Rechnung des Krankenhauses gesondert ausge-
wiesen; sie gehen nicht in die Gesamtbeträge nach den §§ 3 und 4 des Kran-
kenhausentgeltgesetzes oder nach § 6 der Bundespflegesatzverordnung sowie
nicht in die entsprechenden Erlösausgleiche ein. Der Zuschlag für jeden Krankenhausfall, die Anteile der Kassenärztlichen und der Kassenzahnärztlichen

Vereinigungen sowie das Nähere zur Weiterleitung dieser Mittel an eine zu be-
nennende Stelle werden durch den Gemeinsamen Bundesausschuss festgelegt.

(2) Die Regelung nach Absatz 1 gilt nur, wenn der Gemeinsame Bundesausschuss
zur Errichtung des Institutes nach § 139a Abs. 1 eine Stiftung des privaten
Rechts gegründet hat. Wird eine Stiftung nicht gegründet, erfolgt die Finanzierung des Instituts jeweils zur Hälfte durch die Verbände der Leistungserbringer
und die Spitzenverbände der Krankenkassen."

3 SGB IX Rehabilitation

Definition: "Die Rehabilitation umfaßt alle Maßnahmen, die das Ziel haben, das
Einwirken jener Bedingungen, die zu Einschränkungen oder Benachteili-
gungen führen, abzuschwächen und die eingeschränkten und benachtei-
ligten Personen zu befähigen, soziale Integration zu erreichen. Rehabilitation zielt nicht nur darauf ab, eingeschränkte und benachteiligte Personen zu befähigen, ihr Leben auf ihre Umwelt abzustimmen, sondern auch
auf Interventionen und Vermittlung innerhalb ihrer unmittelbaren Umge-
bung sowie innerhalb der Gesellschaft insgesamt, um ihre soziale Integration zu erleichtern und zu fördern."(REHA-KOMM. 1991)

Sachverständigenrat 1995
"Der Rat empfiehlt die Fortentwicklung der Rehabilitation im Sozialversicherungssy-
stem durch eine verbesserte Harmonisierung und Koordination der Leistungen in
normativer und faktischer Hinsicht mit dem Ziel, die Nahtlosigkeit und Kontinuität der
Versorgungskette von Prävention, medizinischer Behandlung, Rehabilitation und
Nachsorge sicherzustellen." (Sachverständigenrat 1995)

Im deutschen Recht wird neuerdings - seit Einführung des SGB IX - ein enger Zusammenhang zwischen Behinderung und Rehabilitation dargestellt:

Nach § 2, Absatz 1, SGB IX wird Behinderung folgendermaßen definiert

(1) Menschen sind behindert, wenn ihre körperliche Funktion, geistige Fähigkeit
oder seelische Gesundheit mit hoher Wahrscheinlichkeit länger als sechs Monate
von dem für das Lebensalter typischen Zustand abweichen und daher ihre Teilhabe am Leben in der Gesellschaft beeinträchtigt ist. Sie sind von Behinderung
bedroht, wenn die Beeinträchtigung zu erwarten ist.

Während im Bereich der Behandlung die sogenannte Behandlungsbedürftigkeit im
Vordergrund steht, ist für die Rehabilitation der Begriff der Reha-Bedürftigkeit entscheidend. Ebenfalls ist die Rehabilitation ein Aspekt, wenn es um die Kontinuität und

Nahtlosigkeit der Behandlung geht. Die Schnittstelle zwischen Akutbehandlung und Rehabilitation weist einige Schwäche auf, die insbesondere auf die unterschiedliche Diagnostik der Segmente zurückzuführen sind. Die Diagnostik im Akutbereich ist primär eine somatisch orientierte Diagnostik, die Diagnostik im Reha-Bereich ist primär eine funktionsorientiert.

Die Rehabilitation unterscheidet

- medizinische,
- berufliche
- und soziale Rehabilitation.

In unserem Kontext wird die medizinische Rehabilitation in den Mittelpunkt der Betrachtung gestellt, insbesondere aus Gründen der Zielgruppe. Physio- und Ergotherapeuten arbeiten primär im Bereich der medizinischen Rehabilitation, die hier auch so zu verstehen ist, dass niedergelassene selbständig arbeitende Therapeuten der medizinischen Rehabilitation subsumiert werden.

Der Sachverständigenrat zur konzertierten Aktion im Gesundheitswesen empfiehlt bereits im Jahre 1995: "... die Fortentwicklung der Rehabilitation im Sozialversicherungssystem durch eine verbesserte Harmonisierung und Koordination der Leistungen in normativer und faktischer Hinsicht mit dem Ziel, die Nahtlosigkeit und Kontinuität der Versorgungskette von Prävention, medizinischer Behandlung, Rehabilitation und Nachsorge sicherzustellen."

In der Begründung zum Gesundheitsstrukturgesetz 2000 wird zur Förderung der Rehabilitation ausgeführt: "Der Stellenwert der Rehabilitation als eine vorrangige Aufgabe im System der gesundheitlichen Versorgung wird insbesondere durch folgende Maßnahmen erhöht:

-   Abgrenzung des Rehabilitationsbegriffs von Krankenbehandlung und Vorsorge,

-   Absenkung von Zuzahlungen für stationäre Rehabilitationsleistungen auf das Niveau der Zuzahlungen für Krankenhausbehandlung,

-   Flexibilisierung der dreiwöchigen Regeldauer für die stationäre Vorsorge und Rehabilitation durch von den Spitzenverbänden zu vereinbarende Leitlinien, in denen eine indikationsspezifische Regeldauer festgelegt wird."

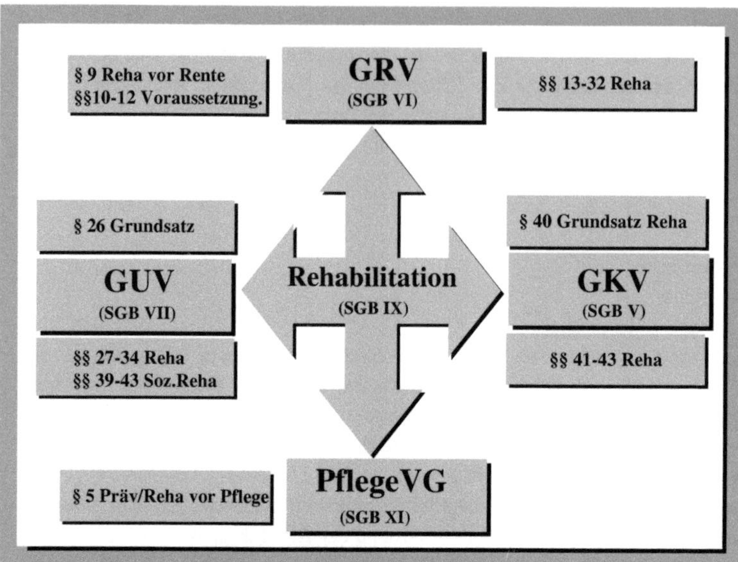

Abb. 1: Rechtsgrundlagen der Rehabilitation

§ 8 Vorrang von Leistungen zur Teilhabe

(1) Werden bei einem Rehabilitationsträger Sozialleistungen wegen oder unter Berücksichtigung einer Behinderung oder einer drohenden Behinderung beantragt oder erbracht, prüft dieser unabhängig von der Entscheidung über diese Leistungen, ob Leistungen zur Teilhabe voraussichtlich erfolgreich sind.

(2) Leistungen zur Teilhabe haben Vorrang vor Rentenleistungen, die bei erfolgreichen Leistungen zur Teilhabe nicht oder voraussichtlich erst zu einem späteren Zeitpunkt zu erbringen wären. ..

(3) Absatz 1 ist auch anzuwenden, um durch Leistungen zur Teilhabe Pflegebedürftigkeit zu vermeiden, zu überwinden, zu mindern oder eine Verschlimmerung zu verhüten.

§ 9 Wunsch- und Wahlrecht der Leistungsberechtigten

(1) Bei der Entscheidung über die Leistungen und bei der Ausführung der Leistungen zur Teilhabe wird berechtigten Wünschen der Leistungsberechtigten entsprochen. Dabei wird auch auf die persönliche Lebenssituation, das Alter, das Geschlecht, die Familie sowie die religiösen und weltanschaulichen Bedürfnisse der Leistungsberechtigten Rücksicht genommen; im Obrigen gilt §33 des Ersten Buches. ....

(2) Sachleistungen zur Teilhabe, die nicht in Rehabilitationseinrichtungen auszuführen sind, können auf Antrag der Leistungsberechtigten als Geldleistungen erbracht werden, wenn die **Leistungen hierdurch voraussichtlich bei gleicher Wirksamkeit wirtschaftlich zumindest gleichwertig ausgeführt werden können. Für die Beurteilung der Wirksamkeit stellen die Leistungsberechtigten dem Rehabilitationsträger geeignete Unterlagen zur Verfügung.** Der Rehabilitationsträger begründet durch Bescheid, wenn er den Wünschen des Leistungsberechtigten nach den Absätzen 1 und 2 nicht entspricht.

(3) Leistungen, Dienste und Einrichtungen lassen den Leistungsberechtigten möglichst viel Raum zu eigenverantwortlicher Gestaltung ihrer Lebensumstände und fördern ihre Selbstbestimmung.

(4) Die Leistungen zur Teilhabe bedürfen der Zustimmung der Leistungsberechtigten.

§ 10 Koordinierung der Leistungen

(1) Soweit Leistungen verschiedener Leistungsgruppen oder mehrerer Rehabilitationsträger erforderlich sind, ist der nach § 14 leistende Rehabilitationsträger dafür verantwortlich, dass die beteiligten Rehabilitationsträger im Benehmen miteinander und in Abstimmung mit den Leistungsberechtigten die nach dem individuellen Bedarf voraussichtlich erforderlichen Leistungen funktionsbezogen feststellen und schriftlich so zusammenstellen, dass sie nahtlos ineinander greifen. Die Leistungen werden entsprechend dem Verlauf der Rehabilitation angepasst und darauf ausgerichtet, den Leistungsberechtigten unter Berücksichtigung der Besonderheiten des Einzelfalls die den Zielen der §§ 1 und 4 Abs. 1 entsprechende umfassende Teilhabe am Leben in der Gesellschaft zügig, wirksam, wirtschaftlich und auf Dauer zu ermöglichen. Dabei sichern die Rehabilitationsträger durchgehend das Verfahren entsprechend dem jeweiligen Bedarf und gewährleisten, dass die wirksame und wirtschaftliche Ausführung der Leistungen nach gleichen Maßstäben und Grundsätzen erfolgt.

§ 11 Zusammenwirken der Leistungen (Kontinuität und Nahtlosigkeit der Versorgung)

(1) Soweit es im Einzelfall geboten ist, prüft der zuständige Rehabilitationsträger gleichzeitig mit der Einleitung einer Leistung zur medizinischen Rehabilitation, während ihrer Ausführung und nach ihrem Abschluss, ob durch geeignete Leistungen zur Teilhabe am Arbeitsleben die Erwerbsfähigkeit des behinderten oder von Behinderung bedrohten Menschen erhalten, gebessert oder wiederhergestellt werden kann. Er beteiligt die Bundesanstalt für Arbeit nach § 38.

§ 12 Zusammenarbeit der Rehabilitationsträger

(1) Im Rahmen der durch Gesetz, Rechtsverordnung oder allgemeine Verwaltungsvorschrift getroffenen Regelungen sind die Rehabilitationsträger verantwortlich, dass

1 . die im Einzelfall erforderlichen Leistungen zur Teilhabe nahtlos, zügig sowie nach Gegenstand, Umfang und Ausführung einheitlich erbracht werden,
2. Abgrenzungsfragen einvernehmlich geklärt werden,
3. Beratung entsprechend den in §§ 1 und 4 genannten Zielen geleistet wird,
4. Begutachtungen <u>möglichst</u> nach einheitlichen Grundsätzen durchgeführt werden sowie ...

§ 19 Rehabilitationsdienste und –einrichtungen (Sicherstellung des Angebotes)

(1) Die Rehabilitationsträger wirken gemeinsam unter Beteiligung der Bundesregierung und der Landesregierungen darauf hin, dass die fachlich und regional erforderlichen Rehabilitationsdienste und -einrichtungen in ausreichender Zahl und Qualität zur Verfügung stehen. Dabei achten sie darauf, dass für eine ausreichende Zahl solcher Rehabilitationsdienste und -einrichtungen Zugangs- und Kommunikationsbarrieren nicht bestehen. ...

(2) Soweit die Ziele nach Prüfung des Einzelfalls mit vergleichbarer Wirksamkeit erreichbar sind, werden Leistungen unter Berücksichtigung der persönlichen Umstände in ambulanter, teilstationärer oder betrieblicher Form und gegebenenfalls unter Einbeziehung familienentlastender und -unterstützender Dienste erbracht.

(3) ....

(4) Nehmen Rehabilitationsträger zur Ausführung von Leistungen besondere Dienste (Rehabilitationsdienste) oder Einrichtungen (Rehabilitationseinrichtungen) in Anspruch, erfolgt die Auswahl danach, weicher Dienst oder welche Einrichtung die **Leistung in der am besten geeigneten Form ausführt;** dabei werden Dienste und Einrichtungen freier oder gemeinnütziger Träger entsprechend ihrer Bedeutung für die Rehabilitation und Teilhabe behinderter Menschen berücksichtigt und die Vielfalt der Träger von Rehabilitationsdiensten oder -einrichtungen gewahrt sowie deren Selbständigkeit, Selbstverständnis und Unabhängigkeit beachtet § 35 Satz 2 Nr. 4 ist anzuwenden.

(5) Rehabilitationsträger können nach den für sie geltenden Rechtsvorschriften Rehabilitationsdienste oder -einrichtungen fördern, wenn dies zweckmäßig ist und die Arbeit dieser Dienste oder Einrichtungen in anderer Weise nicht sichergestellt werden kann.

(6) Rehabilitationsdienste und -einrichtungen mit gleicher Aufgabenstellung sollen Arbeitsgemeinschaften bilden.

§ 20 Qualitätssicherung

(1)   Die Rehabilitationsträger nach § 6 Abs. 1 Nr. 1 bis 5 vereinbaren gemeinsame Empfehlungen zur Sicherung und Weiterentwicklung der Qualität der Leistungen, insbesondere zur barrierefreien Leistungserbringung, sowie für die Durchführung vergleichender Qualitätsanalysen als Grundlage für ein effektives Qualitätsmanagement der Leistungserbringer. § 13 Abs. 4 ist entsprechend anzuwenden. Die Rehabilitationsträger nach § 6 Abs. 1 Nr. 6 und 7 <u>können</u> den Empfehlungen beitreten.

(2)   Die Erbringer von Leistungen stellen ein Qualitätsmanagement sicher, das durch zielgerichtete und systematische Verfahren und Maßnahmen die Qualität der Versorgung gewährleistet und kontinuierlich verbessert.

(3)   Die Bundesarbeitsgemeinschaft für Rehabilitation bereitet die Empfehlungen nach Absatz 1 vor. Sie beteiligt die Verbände behinderter Menschen einschließlich der Verbände der Freien Wohlfahrtspflege, der Selbsthilfegruppen und der Interessenvertretungen behinderter Frauen sowie die nach § 19 Abs. 6 gebildeten Arbeitsgemeinschaften und die für die Wahrnehmung der Interessen der ambulanten und stationären Rehabilitationseinrichtungen auf Bundesebene maßgeblichen Spitzenverbände. Deren Anliegen wird bei der Ausgestaltung der Empfehlungen nach Möglichkeit Rechnung getragen.

(4) § 13 Abs. 3 ist entsprechend anzuwenden für Vereinbarungen auf Grund gesetzlicher Vorschriften für die Rehabilitationsträger.

§ 21 Verträge mit Leistungserbringern

(1) Die Verträge über die Ausführung von Leistungen durch Rehabilitationsdienste und -einrichtungen, die nicht in der Trägerschaft eines Rehabilitationsträgers stehen, enthalten insbesondere Regelungen über
   1. Qualitätsanforderungen an die Ausführung der Leistungen, das beteiligte Personal und die begleitenden Fachdienste,
   4. angemessene Mitwirkungsmöglichkeiten der Teilnehmer an der Ausführung der Leistungen,

4 Rechtsgrundlagen des QM in der Pflege

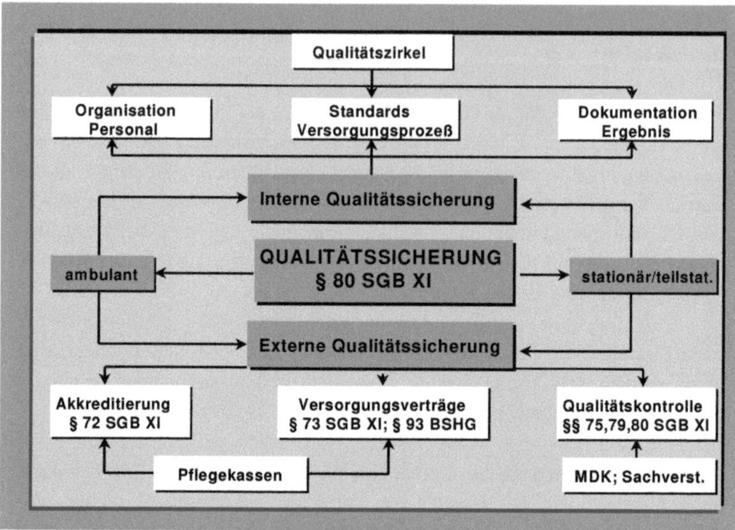

Abb. 2: Rechtsgrundlagen der Pflege SGB XI

§ 80 Maßstäbe und Grundsätze zur Sicherung und Weiterentwicklung der Pflegequalität

(1) Die Spitzenverbände der Pflegekassen, die Bundesarbeitsgemeinschaft der überörtlichen Träger der Sozialhilfe, die Bundesvereinigung der kommunalen Spitzenverbände und die Vereinigungen der Träger der Pflegeeinrichtungen auf Bundesebene vereinbaren gemeinsam und einheitlich unter Beteiligung des Medizinischen Dienstes der Spitzenverbände der Krankenkassen sowie unabhängiger Sachverständiger Grundsätze und Maßstäbe für die Qualität und die Qualitätssicherung der ambulanten und stationären Pflege sowie für die Entwicklung eines einrichtungsinternen Qualitätsmanagements, das auf eine stetige Sicherung und Weiterentwicklung der Pflegequalität ausgerichtet ist. Sie arbeiten dabei mit dem Verband der privaten Krankenversicherung e.V., den Verbänden der Pflegeberufe sowie den Verbänden der Behinderten und der Pflegebedürftigen eng zusammen. Die Vereinbarungen sind im Bundesanzeiger zu veröffentlichen; sie sind für alle Pflegekassen und deren Verbände sowie für die zugelassenen Pflegeeinrichtungen unmittelbar verbindlich.

(2) Die Vereinbarungen nach Absatz 1 können von jeder Partei mit einer Frist von einem Jahr ganz oder teilweise gekündigt werden. Nach Ablauf des Vereinba-

rungszeitraums oder der Kündigungsfrist gilt die Vereinbarung bis zum Abschluss einer neuen Vereinbarung weiter.

(3) Kommt eine Vereinbarung nach Absatz 1 innerhalb von zwölf Monaten ganz oder teilweise nicht zustande, nachdem eine Vertragspartei schriftlich zu Verhandlungen aufgefordert hat, kann ihr Inhalt durch Rechtsverordnung der Bundesregierung mit Zustimmung des Bundesrates festgelegt werden.

§ 80a Leistungs- und Qualitätsvereinbarung mit Pflegeheimen

(1) Bei teil- oder vollstationärer Pflege setzt der Abschluss einer Pflegesatzvereinbarung nach dem Achten Kapitel ab dem 1. Januar 2004 den Nachweis einer wirksamen Leistungs- und Qualitätsvereinbarung durch den Träger des zugelassenen Pflegeheims voraus; für Pflegeeinrichtungen, die erstmals ab dem 1. Januar 2002 zur teil- oder vollstationären Pflege nach § 72 zugelassen werden, gilt dies bereits für den Abschluss der ersten und jeder weiteren Pflegesatzvereinbarung vor dem 1. Januar 2004. Parteien der Leistungs- und Qualitätsvereinbarung sind die Vertragsparteien nach § 85 Abs. 2.

(2) In der Leistungs- und Qualitätsvereinbarung sind die wesentlichen Leistungs- und Qualitätsmerkmale festzulegen. Dazu gehören insbesondere:
1. die Struktur und die voraussichtliche Entwicklung des zu betreuenden Personenkreises, gegliedert nach Pflegestufen, besonderem Bedarf an Grundpflege, medizinischer Behandlungspflege oder sozialer Betreuung,
2. Art und Inhalt der Leistungen, die von dem Pflegeheim während des nächsten Pflegesatzzeitraums oder der nächsten Pflegesatzzeiträume (§ 85 Abs. 3) erwartet werden, sowie
3. die personelle und sächliche Ausstattung des Pflegeheims einschließlich der Qualifikation der Mitarbeiter.

Die Festlegungen nach Satz 2 sind für die Vertragsparteien nach § 85 Abs. 2 und für die Schiedsstelle als Bemessungsgrundlage für die Pflegesätze und die Entgelte für Unterkunft und Verpflegung nach dem Achten Kapitel unmittelbar verbindlich.

(3) Die Leistungs- und Qualitätsvereinbarung ist in der Regel zusammen mit der Pflegesatzvereinbarung nach § 85 abzuschließen; sie kann auf Verlangen einer Pflegesatzpartei auch zeitlich unabhängig von der Pflegesatzvereinbarung abgeschlossen werden. Kommt eine Vereinbarung nach Absatz 1 innerhalb von 6 Wochen ganz oder teilweise nicht zustande, nachdem eine Vertragspartei schriftlich zu Vertragsverhandlungen aufgefordert hat, entscheidet die Schiedsstelle nach § 76 auf Antrag einer Vertragspartei über die Punkte, über die keine Einigung erzielt werden konnte. § 73 Abs. 2 sowie § 85 Abs. 3 Satz 2 bis 4 gelten entsprechend.

(4) Der Träger des Pflegeheims ist verpflichtet, mit dem in der Leistungs- und Qualitätsvereinbarung als notwendig anerkannten Personal die Versorgung der

Heimbewohner jederzeit sicherzustellen. Er hat bei Personalengpässen oder -
ausfällen durch geeignete Maßnahmen sicherzustellen, dass die Versorgung
der Heimbewohner nicht beeinträchtigt wird. Bei unvorhersehbaren wesentlichen Veränderungen in den Belegungs oder Leistungsstrukturen des Pflegeheims kann jede Vereinbarungspartei eine Neuverhandlung der Leistungs- und
Qualitätsvereinbarung verlangen. § 85 Abs. 7 gilt entsprechend.

(5) Auf Verlangen einer Vertragspartei nach Absatz 1 Satz 2 hat der Träger einer
Einrichtung in einem Personalabgleich nachzuweisen, dass seine Einrichtung
das nach Absatz 2 Satz 2 Nr. 3 als notwendig anerkannte und vereinbarte Personal auch tatsächlich bereitgestellt und bestimmungsgemäß einsetzt.

§ 81 Verfahrensregelungen

(1) Die Landesverbände der Pflegekassen (§ 52) erfüllen die ihnen nach dem
Siebten und Achten Kapitel zugewiesenen Aufgaben gemeinsam. Kommt eine
Einigung ganz oder teilweise nicht zustande, gilt § 213 Abs. 2 des Fünften Bu-
ches entsprechend.

(2) Bei Entscheidungen, die von den Landesverbänden der Pflegekassen mit den
Arbeitsgemeinschaften der örtlichen Sozialhilfeträger oder den überörtlichen
Sozialhilfeträgern gemeinsam zu treffen sind, werden die Arbeitsgemeinschaften
oder die überörtlichen Träger mit zwei Vertretern an der Beschlussfassung nach
Absatz 1 in Verbindung mit § 213 Abs. 2 des Fünften Buches beteiligt. Kommt
bei zwei Beschlussfassungen nacheinander eine Einigung mit den Vertretern
der Sozialhilfeträger nicht zustande, kann jeder Beteiligte nach Satz 1 die Entscheidung des Vorsitzenden und der weiteren unparteiischen Mitglieder der
Schiedsstelle nach § 76 verlangen. Sie entscheiden für alle Beteiligten verbindlich über die streitbefangenen Punkte unter Ausschluss des Rechtswegs. Die
Kosten des Verfahrens nach Satz 2 und das Honorar des Vorsitzenden sind von
allen Beteiligten anteilig zu tragen.

(3) Die Absätze 1 und 2 gelten für die den Spitzenverbänden der Pflegekassen (§
53) nach dem Siebten Kapitel zugewiesenen Aufgaben entsprechend mit der
Maßgabe, dass bei Nichteinigung ein Schiedsstellenvorsitzender zur Entscheidung von den Beteiligten einvernehmlich auszuwählen ist.

11. Kapitel (PQsG)
Qualitätssicherung, sonstige Regelungen zum Schutz der Pflegebedürftigen

§ 112 Grundsätze

(1) Die Träger der Pflegeeinrichtungen bleiben, unbeschadet des Sicherstellungsauftrages der Pflegekassen (§ 69), für die Qualität der Leistungen ihrer Einrichtungen einschließlich der Sicherung und Weiterentwicklung der Pflegequalität verantwortlich. Maßstäbe für die Beurteilung der Leistungsfähigkeit einer Pflegeeinrichtung und die Qualität ihrer Leistungen sind die für sie verbindlichen Anforderungen in den Vereinbarungen nach § 80 sowie in den Leistungs- und Qualitätsvereinbarungen nach § 80a.

(2) Die zugelassenen Pflegeeinrichtungen sind verpflichtet, sich an Maßnahmen zur Qualitätssicherung zu beteiligen und in regelmäßigen Abständen die erbrachten Leistungen und deren Qualität nachzuweisen; bei stationärer Pflege erstreckt sich die Qualitätssicherung neben den allgemeinen Pflegeleistungen auch auf die medizinische Behandlungspflege, die soziale Betreuung, die Leistungen bei Unterkunft und Verpflegung (§ 87) sowie auf die Zusatzleistungen (§ 88).

(3) Die Pflegeeinrichtungen haben auf Verlangen der Landesverbände der Pflegekassen dem Medizinischen Dienst der Krankenversicherung oder den von den Landesverbänden bestellten Sachverständigen die Prüfung der erbrachten Leistungen und deren Qualität durch Einzelprüfungen, Stichproben und vergleichende Prüfungen zu ermöglichen. Die Prüfungen sind auf die Qualität, die Versorgungsabläufe und die Ergebnisse der in Absatz 2 genannten Leistungen sowie auf deren Abrechnung zu erstrecken.

(4) Der Medizinische Dienst der Krankenversicherung soll im Rahmen seiner Möglichkeiten die Pflegeeinrichtungen in Fragen der Qualitätssicherung beraten, mit dem Ziel, Qualitätsmängeln rechtzeitig vorzubeugen und die Eigenverantwortung der Pflegeeinrichtungen und ihrer Träger für die Sicherung und Weiterentwicklung der Pflegequalität zu stärken. Ein Anspruch auf Beratung besteht nicht.

§ 113 Leistungs- und Qualitätsnachweise

(1) Die Träger zugelassener Pflegeeinrichtungen sind verpflichtet, den Landesverbänden der Pflegekassen in regelmäßigen Abständen die von ihnen erbrachten Leistungen und deren Qualität nachzuweisen (Leistungs- und Qualitätsnachweise).

(2) Die Erteilung von Leistungs- und Qualitätsnachweisen nach Absatz 1 ist eine öffentliche Aufgabe. Sie kann wirksam nur durch von den Landes- oder Bundes-

verbänden der Pflegekassen anerkannte unabhängige Sachverständige oder Prüfstellen wahrgenommen werden. Die Anerkennung setzt voraus, dass der Sachverständige oder die Prüfstelle die Anforderungen der Rechtsverordnung nach § 118 erfüllt; sie gilt bundesweit, soweit in dem Anerkennungsbescheid nichts anderes bestimmt ist. Die Rechtsaufsicht über Sachverständige oder Prüfstellen, deren Anerkennung sich über das Gebiet eines Landes hinaus erstreckt, führt das Bundesversicherungsamt; die Rechtsaufsicht über Sachverständige oder Prüfstellen, deren Anerkennung sich nicht über das Gebiet eines Landes hinaus erstreckt, führt die nach Landesrecht zuständige Behörde.

(3) Inhalt des Leistungs- und Qualitätsnachweises kann nur die Feststellung sein, dass die geprüfte Pflegeeinrichtung zum Zeitpunkt der Prüfung wenigstens die Qualitätsanforderungen nach diesem Buch erfüllt. Erfüllt die Einrichtung diese Anforderungen, hat ihr Träger Anspruch auf Erteilung eines Leistungs- und Qualitätsnachweises gegenüber den nach Absatz 2 für die Prüfung verantwortlichen Sachverständigen oder Prüfstellen. Diese haben den Landesverbänden der Pflegekassen, den zuständigen Trägern der Sozialhilfe, dem Verband der privaten Krankenversicherung e. V. sowie, bei vollstationärer Pflege, auch der für die Durchführung des Heimgesetzes zuständigen Landesbehörde (Heimaufsichtsbehörde) eine Kopie des Leistungs- und Qualitätsnachweises zuzuleiten.

(4) Qualitätsprüfungen nach § 114 können durch Leistungs- und Qualitätsnachweise nach dieser Vorschrift nicht ausgeschlossen oder eingeschränkt werden. Maßnahmen und Prüfungen nach dem Heimgesetz bleiben unberührt.

(5) Ab dem 1. Januar 2004 hat eine Pflegeeinrichtung nur dann Anspruch auf Abschluss einer Vergütungsvereinbarung nach dem Achten Kapitel, wenn sie einen Leistungs- und Qualitätsnachweis vorlegt, dessen Erteilung nicht länger als zwei Jahre zurückliegt.
(6) Für Rechtsstreitigkeiten aus dieser Vorschrift gilt § 73 Abs. 2 entsprechend.

§ 114 Örtliche Prüfung

(1) Der Medizinische Dienst der Krankenversicherung oder die von den Landesverbänden der Pflegekassen bestellten Sachverständigen sind in Wahrnehmung ihres Prüfauftrags nach § 112 Abs. 3 berechtigt und verpflichtet, an Ort und Stelle zu überprüfen, ob die ambulanten oder stationären zugelassenen Pflegeeinrichtungen die Leistungs- und Qualitätsanforderungen nach diesem Buch weiterhin erfüllen. Soweit eine Pflegeeinrichtung einen Leistungs- und Qualitätsnachweis nach § 113 vorlegt, dessen Erteilung nicht länger als ein Jahr zurückliegt, ist dies bei der Bestimmung von Zeitpunkt und Umfang der Prüfungen nach Satz 1 angemessen zu berücksichtigen.

(2) Bei teil- oder vollstationärer Pflege sind der Medizinische Dienst und die von den Landesverbänden der Pflegekassen bestellten Sachverständigen berechtigt, zum Zwecke der Qualitätssicherung die für das Pflegeheim benutzten Grundstücke und Räume jederzeit angemeldet oder unangemeldet zu betreten, dort Prüfungen und Besichtigungen vorzunehmen, sich mit den Pflegebedürftigen, ihren Angehörigen oder Betreuern in Verbindung zu setzen sowie die Beschäftigten und den Heimbeirat oder den Heimfürsprecher zu befragen.
Prüfungen und Besichtigungen zur Nachtzeit sind nur zulässig, wenn und soweit das Ziel der Qualitätssicherung zu anderen Zeiten nicht erreicht werden kann. Soweit Räume einem Wohnrecht der Heimbewohner unterliegen, dürfen sie ohne deren Zustimmung nur betreten werden, soweit dies zur Verhütung dringender Gefahren für die öffentliche Sicherheit und Ordnung erforderlich ist; das Grundrecht der Unverletzlichkeit der Wohnung (Artikel 13 Abs. 1 Grundgesetz) wird insoweit eingeschränkt. Der Medizinische Dienst soll die zuständige Heimaufsichtsbehörde an unangemeldeten Prüfungen beteiligen, soweit dadurch die Prüfung nicht verzögert wird.

(2) Bei der ambulanten Pflege sind der Medizinische Dienst und die von den Landesverbänden der Pflegekassen bestellten Sachverständigen berechtigt, die Qualität der Leistungen des Pflegedienstes mit Zustimmung des Pflegebedürftigen auch in dessen Wohnung zu überprüfen. Soweit der Pflegedienst auch Leistungen der häuslichen Krankenpflege nach § 37 des Fünften Buches erbringt, sind diese in die Prüfung nach Satz 1 einzubeziehen. Dabei ist auch zu prüfen, ob die Versorgung des Pflegebedürftigen den Anforderungen des § 2 Nr. 8 in Verbindung mit § 23 Abs. 2 des Infektionsschutzgesetzes entspricht. Im Übrigen gilt Absatz 2 entsprechend.

(3) Unabhängig von ihren eigenen Prüfungsbefugnissen nach Absatz 1 bis 3 sind der Medizinische Dienst der Krankenversicherung oder die von den Landesverbänden der Pflegekassen bestellten Sachverständigen befugt, sich sowohl an angemeldeten als auch an unangemeldeten Überprüfungen von zugelassenen Pflegeheimen zu beteiligen, soweit sie von der zuständigen Heimaufsichtsbehörde nach Maßgabe des Heimgesetzes durchgeführt werden. Sie haben in diesem Fall ihre Mitwirkung an der Überprüfung des Heims auf den Bereich der Qualitätssicherung nach diesem Buch zu beschränken.

(4) Soweit ein Pflegebedürftiger in den Fällen der Absätze 2 und 3 die Zustimmung nicht selbst erteilen kann, darf sie nur durch eine vertretungsberechtigte Person oder einen bestellten Betreuer ersetzt werden.

(5) Auf Verlangen sind Vertreter der betroffenen Pflegekassen oder ihrer Verbände, des zuständigen Sozialhilfeträgers sowie des Verbandes der privaten Krankenversicherung e. V. an den Prüfungen nach den Absätzen 1 bis 3 zu beteiligen. Der Träger der Pflegeeinrichtung kann verlangen, dass eine Vereinigung, deren

Mitglied er ist (Trägervereinigung), an der Prüfung nach Absatz 1 bis 3 beteiligt wird. Ausgenommen ist eine Beteiligung nach den Sätzen 1 oder 2, soweit dadurch die Durchführung einer Prüfung voraussichtlich verzögert wird.

§ 115 Ergebnisse von Qualitätsprüfungen

(1) Die Medizinischen Dienste der Krankenversicherung sowie die von den Landesverbänden der Pflegekassen für Qualitätsprüfungen bestellten Sachverständigen haben das Ergebnis einer jeden Qualitätsprüfung sowie die dabei gewonnenen Daten und Informationen den Landesverbänden der Pflegekassen und den betroffenen Sozialhilfeträgern sowie bei stationärer Pflege zusätzlich den zuständigen Heimaufsichtsbehörden und bei häuslicher Pflege den zuständigen Pflegekassen zum Zwecke der Erfüllung ihrer gesetzlichen Aufgaben sowie der betroffenen Pflegeeinrichtung mitzuteilen.
Das Gleiche gilt für die Ergebnisse von Qualitätsprüfungen, die Durch sonstige Qualitätsprüfer nach diesem Buch durchgeführt werden. Die Landesverbände der Pflegekassen sind befugt und auf Anforderung verpflichtet, die ihnen nach Satz 1 oder 2 bekannt gewordenen Daten und Informationen mit Zustimmung des Trägers der Pflegeeinrichtung auch seiner Trägervereinigung zu übermitteln, soweit deren Kenntnis für die Anhörung oder eine Stellungnahme der Pflegeeinrichtung zu einem Bescheid nach Absatz 2 erforderlich ist. Gegenüber Dritten sind die Prüfer und die Empfänger der Daten zur Verschwiegenheit verpflichtet.

(2) Soweit bei einer Prüfung nach diesem Buch Qualitätsmängel festgestellt werden, entscheiden die Landesverbände der Pflegekassen nach Anhörung des Trägers der Pflegeeinrichtung und der beteiligten Trägervereinigung unter Beteiligung des zuständigen Sozialhilfeträgers, welche Maßnahmen zu treffen sind, erteilen dem Träger der Einrichtung hierüber einen Bescheid und setzen ihm darin zugleich eine angemessene Frist zur Beseitigung der festgestellten Mängel. Werden nach Satz 1 festgestellte Mängel nicht fristgerecht beseitigt, können die Landesverbände der Pflegekassen gemeinsam den Versorgungsvertrag gemäß § 74 Abs. 1, in schwerwiegenden Fällen nach § 74 Abs. 2, kündigen. § 73 Abs. 2 gilt entsprechend.

(3) Hält die Pflegeeinrichtung ihre gesetzlichen oder vertraglichen Verpflichtungen, insbesondere ihre Verpflichtungen zu einer qualitätsgerechten Leistungserbringung aus dem Versorgungsvertrag (§ 72) oder aus der Leistungs- und Qualitätsvereinbarung (§ 80a) ganz oder teilweise nicht ein, sind die nach dem Achten Kapitel vereinbarten Pflegevergütungen für die Dauer der Pflichtverletzung entsprechend zu kürzen. Über die Höhe des Kürzungsbetrags ist zwischen den Vertragsparteien nach § 85 Abs. 2 Einvernehmen anzustreben.
Kommt eine Einigung nicht zustande, entscheidet auf Antrag einer Vertragspartei die Schiedsstelle nach § 76 in der Besetzung des Vorsitzenden und der beiden weiteren unparteiischen Mitglieder. Gegen die Entscheidung nach Satz 3 ist der Rechtsweg zu den Sozialgerichten gegeben; ein Vorverfahren findet nicht statt,

die Klage hat aufschiebende Wirkung. Der vereinbarte oder festgesetzte Kürzungsbetrag ist von der Pflegeeinrichtung bis zur Höhe ihres Eigenanteils an die betroffenen Pflegebedürftigen und im Weiteren an die Pflegekassen zurückzuzahlen; soweit die Pflegevergütung als nachrangige Sachleistung von einem anderen Leistungsträger übernommen wurde, ist der Kürzungsbetrag an diesen zurückzuzahlen. Der Kürzungsbetrag kann nicht über die Vergütungen oder Entgelte nach dem Achten Kapitel refinanziert werden. Schadensersatzansprüche der betroffenen Pflegebedürftigen nach anderen Vorschriften bleiben unberührt; § 66 des Fünften Buches gilt entsprechend.

(4) Bei Feststellung schwerwiegender, kurzfristig nicht behebbarer Mängel in der stationären Pflege sind die Pflegekassen verpflichtet, den betroffenen Heimbewohnern auf deren Antrag eine andere geeignete Pflegeeinrichtung zu vermitteln, welche die Pflege, Versorgung und Betreuung nahtlos übernimmt. Bei Sozialhilfeempfängern ist der zuständige Träger der Sozialhilfe zu beteiligen.

(5) Stellt der Medizinische Dienst schwerwiegende Mängel in der ambulanten Pflege fest, kann die zuständige Pflegekasse dem Pflegedienst auf Empfehlung des Medizinischen Dienstes die weitere Betreuung des Pflegebedürftigen vorläufig untersagen; § 73 Abs. 2 gilt entsprechend. Die Pflegekasse hat dem Pflegebedürftigen in diesem Fall einen anderen geeigneten Pflegedienst zu vermitteln, der die Pflege nahtlos übernimmt; dabei ist so weit wie möglich das Wahlrecht des Pflegebedürftigen nach § 2 Abs. 2 zu beachten. Absatz 4 Satz 2 gilt entsprechend.

(6) In den Fällen der Absätze 4 und 5 haftet der Träger der Pflegeeinrichtung gegenüber den betroffenen Pflegebedürftigen und deren Kostenträgern für die Kosten der Vermittlung einer anderen ambulanten oder stationären Pflegeeinrichtung, soweit er die Mängel in entsprechender Anwendung des § 276 des Bürgerlichen Gesetzbuches zu vertreten hat. Absatz 3 Satz 7 bleibt unberührt.

§ 116 Kostenregelungen

(1) Die notwendigen Kosten von Leistungs- und Qualitätsnachweisen nach § 113 sind von dem Träger der geprüften Pflegeeinrichtung zu tragen. Sie sind als Aufwand in der nächstmöglichen Vergütungsvereinbarung nach dem Achten Kapitel zu berücksichtigen; sie können auch auf mehrere Vergütungszeiträume verteilt werden.

(2) Für die Prüfkosten bei Wirtschaftlichkeitsprüfungen nach § 79 gilt Absatz 1 entsprechend.

Literaturverzeichnis (inklusive weiterführender Literatur)

Asklepios Kliniken GmbH: III. Asklepios Symposium, Kronberg 1998

Badura, B., Strodholz, P.: (1998) Qualitätsförderung, Qualitätsforschung und Evaluation im Gesundheitswesen, in Schwartz, F. W., Badura, B., Leidl, R., Raspe, H., Siegrist, J. (Hrsg.): Das Public Health Buch, S. 574ff

Besken, F/Kunczik, Th.: Frühzeitige Therapie kann Milliarden sparen. Der Kassenarzt 42 (1991) 36-42

Beyer, J.: Pflegemodelle von Morgen, Altenpflege 17 (1992) 4, 256-259

Beyer, J.: Pflegeziel Wohlbefinden, Altenpflege 17 (1992) 7, 447-449

Bierhoff, H.W.; G.F. Müller: Kooperation in Organisationen. Zschr. f. Arbeits- und Organisationspsychologie 37 (1993) 42-51

Böcken, Jan; Butzlaff, Martin; Esche, Andreas (Hrsg.): Reformen im Gwesundheitswesen, Gütersloh (2000), Bertelsmann Verlag

Büssing, Andre; Glaser, Jürgen: Mitarbeiter- und Patientenorientierung in der Pflege als Teil des QM, Pflege 2001: 339-350

Corbie, Jean Paul: Defizite im Gesundheitswesen, München 2003, http:www.wissen24.de

Donabedian, A.: Evaluating the Quality of Medical Care. Milbank Mem Fund Quart 44 (1966) 166-203

Donabedian, A.: Evaluating physician competence. Conference on assessing physician performance in ambulatory care, American Society of internal Medicine, San Francisco 1976

Donahue, Tina: ISO, EFQM, BALDRIDGE and HEALTH CARE ACCREDITATION - a comparison, in Asklepios Kliniken GmbH: IV. Asklepios Kongreß, Kronberg 1998

Donahue, Tina: Joint Commision on Accreditation of Healthcare Organizations, in Asklepios Kliniken GmbH: IV. Asklepios Kongreß, Kronberg 1998

Enghofer, E., K. Winkler: Qualitätssicherung in der Onkologie - Grundlagen und Definitionen, Hrsg.: Deutsche Krebsgesellschaft, München, Bern (1995)

Eiff, Wilfried von: Führung und Motivation im Krankenhaus, Stuttgart Berlin Köln (2000), Verlag W. Kohlhammer

Gabanyi, Monika: Qualitätssicherung in der ambulanten Pflege, (BASYS) (1995)

Gaeredts M: Qualitätsbewertung in amerikanischen Managed-Care-Organisationen, Gesundh.ökon.Qual.mang. 4, 1999: 4-13

Gebert, A. J.: Evaluation und Qualitätssicherung in Health Maintenance Organization, Deutsche Rentenversicherung, 8-9 (1989) 494-501

Giebing, H.: Qualitätssicherung in den Niederlanden. Die Schwester/Der Pflleger 30 (1991) 12ff.

Glaeske Gerd, Wuppertal: „Qualitätszirkel – Instrument zur Optimierung der Arzneimittelversorgung". Die Ersatzkasse 12/96: 447-452

Glaeske Gerd, Wuppertal: „Qualitätszirkel". Die Ersatzkasse (1996) 447-452.

Görres, S.: Gesundheits- und Qualitätszirkel Teil I, Pflege 5 (1992) 2: 127-132

Görres, S.: Gesundheits- und Qualitätszirkel Teil II, Pflege 5 (1992) 2: 177-182

Görres, Stefan; Hinz, Ingo M.; Reif, Karl: Pflegevisite: Möglichkeiten und Grenzen, Pflege 2002: 25-32

Grossarth-Maticek, Ronald: „Krankheit als Biographie". Berlin 1979

Großpietzsch, R.; S. M. Großpietzsch: Die Wahrheitsfrage in der sozialmedizinischen Begutachtung. Öff. Gesundh-Wes. 48 (1986) 277-280

Hansis, M.: Medizinische und administrative abteilungsinterne Leitlinien als Grundlage eines Qualitätsmanagementsystems. QualiMed 6 (1998) 8-12

Hauke, Eugen: Qualitätssicherung im Krankenhaus, Wien (1991)

Hauser, E.. Qualitätszirkel als Innovationsinstrument, Zschr. f. Führung und Org. 3/1991: 215-220

Häussler, B.: Hürdenlauf - Qualitätssicherung in der ambulanten Versorgung, Mabuse 17 (1992) 28-31

Helou, A.; Perleth, M.; Bitzer, E. M.; Döring, H.; Schwartz, F. W.:

Methodische Qualität ärztlicher Leitlinien in Deutschland, ZäfQ 1998: 421-428

Helou, A.; G. Ollenschläger: Ziele, Möglichkeiten und Grenzen der Qualitätsbewertung von Leitlinien. Zschr. ärztl. Fortbildung Qualitätssicherung (ZaeFQ) 92 (1998) 361-365

Hermanek, P. (Hrsg.): Diagnostische Standards, Deutsche Krebsgesellschaft: Qualitätssicherung in der Onkologie, Band 3.1, München, Bern, Wien (1995)

Hermenek, P.: Standard, Richtlinie oder Leitlinie, Onkologe 4 (1998) 382-386

Hildebrandt, H.; A. Domdey: Disease Management, Die Ersatzkasse, 2 (1996) 50-54

Igl, G.: Kein neues Problem - Qualitätssicherung alter und behinderter Menschen gewinnt sozialpolitisch zunehmend an Bedeutung, Selbsthilfe 5-6 (1992) 54-57

Jaster, Hans-J.: Qualitätssicherung im Gesundheitswesen, Stuttgart (1996)

Kath, R.; K. Höffken: Bedeutung evidenz-basierter Entscheidungen für die internistische Onkologie, Onkologe 4 (1998) 387-393

Kaltenbach: Qualitätsmanagement im Krankenhaus, 2. Aufl., Meisungen (1993)

Keller, Thomas: Beziehungsmanagement im Arzt-Patienten-Verhältnis, Universitätsverlag, Wiesbaden 2002

Kellnhauser, E.: Die Sicherung der Qualität in der Krankenpflege, Die Schwester/Der Pfleger 30 (1991) 332-336

Kersting T. und Eichhorn S.: „Prüfung von Wirtschaftlichkeit und Qualität der Krankenhausbehandlung: Das Modell der amerikanischen Medicare Peer

Kirch Peter: „Qualität und Wirtschaftlichkeit – neue Wege zu einer gemeinsamen Verantwortung". DOK 3 (1998) 70-77

Korn v., Angela (Hrsg.): Qualitätssicherung in der allgemeinen Krankenpflege, Schriftenreihe Krankenpflege (Facultas BRO) Bremen (1994)

Kuhlemann/Majerus/Möller: „Qualitätssicherung im Krankenhaus, Trugschlüsse biometrischer Untersuchungen.. Deutsches Ärzteblatt 93, Heft 36(1996) 1747-1750

Kunzendorff, E.; U. Scholl; M. Scholl: Lebensqualität und Coping im Vergleich mehrerer Gruppen chronisch Kranker während der stationären Rehabilitation. Rehabilitation 32 (1993) 177-184

Kurrath-Lies, Gerda: Sicherung der Pflegequalität bei chronisch Kranken, Die Schwester/Der Pfleger 31 (1992)744-753

Kommission zur Weiterentwicklung der Rehabilitation in der GRV: Abschlußberichte: Band II, Arbeitsbereich "Sozialmedizinische Grundlagen" Frankfurt 1991

Bericht der Rehakommission des Verbandes Deutscher Rentenversicherungsträger: Empfehlungen zur Weiterentwicklung der medizinischen Rehabilitation in der gesetzlichen Rentenversicherung - insbesondere Teil II, Kap.5+9 sowie Teil III, Kap. 5+9, Frankfurt 1991

Kutz, R. u. Moschner, M.: Zwischenbericht I des Modellprojektes Verbundsystem Pflege. Hrsg.: Stadt Münster 1993

Kutz, R.: Konzept: Wohnortnahe Rehabilitation, Münster 1993, unveröffentlichtes Manuscript

Kutz, R.: Empirischer Zwischenbericht Teil I und II, Hrsg.: Stadt Münster 1994

Kutz, R. u. Moschner, M.: Zwischenbericht II Modellprojekt Verbundsystem Pflege, Hrsg.: Stadt Münster 1994

Kutz, R.: Schätzungen des Einsparpotentials der Stadt Münster durch die Pflegeversicherung, Münster 1994

Kutz, R. : Konzept Qualitätsmanagement in der Pflege, Münster 1994

Kutz, R. : Konzept Ambulante Rehabilitation, Münster 1994

Kutz, R. u. Moschner, M.: Zwischenbericht III Modellprojekt Pflege, Hrsg.: Stadt Münster 1995

Kutz, R. u. Moschner M.: Abschlußbericht des Modellprojektes Verbundsystem Pflege, Hrsg.: Stadt Münster 1995,

Kutz, R.: Empirischer Endbericht - Auswertung der Dokumentation des Informations-büros Pflege, Hrsg.: Stadt Münster 1995,

Kutz, R.: Transparent und kompetent - Modell der Qualitätssicherung und -kontrolle für die Pflegeversicherung -, Teil I , Altenpflege Forum 3, 1995,

Kutz, R.: Transparent und kompetent - Modell der Qualitätssicherung und -kontrolle für die Pflege-versicherung -, Teil II , Altenpflege Forum 4, 1995,

Deutsche Gesellschaft für Gerontologie und Geriatrie: Fachbereich IV -Soziale Geron-tologie und Alten-arbeit: Professionelle Pflege alter Menschen - Positionspapier -, Freiburg 1995

Kutz, R.: Um Verbesserung der onkologischen Versorgung bemüht - Das Tumorzentrum Regensburg , Uni-Zeitung Mai 1996

Kutz, R., F. Hofstädter, M. Hamzakadi: Tumorzentrum Regensburg - Qualitätssicherung am Beispiel des colorektalen Karzinoms, in 'Der Allgemeinarzt' 16/96, S. 1744-1750

Altenhofen, L.; Kutz, R. et. al.: Modellprojekt zur Früherkennung des kolorektalen Karzinoms, Zwischenbericht Regensburg, Köln 1997

Kutz, Rudolf: Psychosoziale Ansätze in der Onkologie, in 2.Onkologisches Symposium, Tumorzentrum Regensburg (Hrsg.) 1998:49-72

Altenhofen, L.; Kutz, R. et. al.: Zwischenbilanz des Modellprojektes zur Förderung der Früherkennung des kolorektalen Karzinoms, Forum (Zeitschrift der Deutschen Krebsgesellschaft) 1998, S. 84-93

Altenhofen, L., Brenner, G., Flatten, G., Hofstädter, F., Kutz, R., Oliveira, J.:

Modellprojekt 'Früherkennung des kolorektalen Karzinoms', Abschlußbericht, Köln, Regensburg 1999

Kutz, R.: Aspekte der Patientenzufriedenheit, in 3. Symposium des Tumorzentrums (Hrsg.), Regensburg 1999: 1-15

Dammer R., V. Bonkowski, R. Kutz, J. Friesenecker, T. Schüsselbauer :

Die Früherkennung von Mehrfachtumoren bei der Primärdiagnostik oraler Karzinome mit Hilfe der Panendoskopie; MundKieferGesichtsChir (1999) 3:61-66

Kutz, R., G. Wölfl, E. Grünzinger, F. Hofstädter: Externe Qualitätssicherung am Beispiel colorektaler Karzinome - Tumorzentrum Regensburg -, DKG - Forum 8/1999, S. 659-64

Kutz, R.: Patientenzufriedenheit in der onkologischen Versorgung - eine Pilotstudie - München 2003, http:www.grin.de.

Kutz, R.: Qualitätsmanagement in der empirischen Sozialforschung - Qualitative vs. quantitative Sozialforschung –. München 2003, http:www.wissen24.de

Kutz, R.: Studienbrief: Medizinsoziologie, Hrsg: DIPLOMA-Private FH Nordhessen 2003

Kutz, R.: Theorie und Anwendungsbereiche der Analytischen Soziologie, München 2004, http:www.wissen24.de

Kutz, R.: Transparent und kompetent - Modell der Qualitätssicherung und -kontrolle für die Pflegeversicherung -, Teil I, Altenpflege 'Forum' 3 (1995) 81ff.

Kutz, R.: Transparent und kompetent - Modell der Qualitätssicherung und -kontrolle für die Pflegeversicherung -, Teil II, Altenpflege 'Forum' 4 (1995) 105ff.

Kutz R., G. Wölfl, E. Grünzinger, F. Hofstädter: Externe Qualitässsicherung am Beispiel colorektaler Karzinome - Tumorzentrum Regensburg -, DKG - Forum 8/1999, 659-664

Lauterbach, Karl, W.: Die Möglichkeiten und Grenzen von Managed Care.

In III. Asklepios Symposium 1997, Hrsg: Asklepios Kliniken GmbH (1998)

Luhmann, Niklas: Medizin und Gesellschaftstheorie, MMG 8 (1983) 168-175

Möller, Johannes: (1998) EFQM - Das Europäische Modell für ein Umfassendes Qualitätsmanagement im Gesundheitswesen, in III. Asklepios Symposium 1997, Hrsg: Asklepios Kliniken GmbH

Müller, J.: Manage Care in USA: Welche Erfahrungen sind auf Deutschland übertragbar. III. Asklepios Symposium, Wiesbaden 1997

Muller-M: Participative management in health care services. Curationis. 1995 Mar; 18(1): 15-21

Nagorny, H.-O.; Faus, G.; Plocek, M.: Qualitätsmanagement im Krankenhaus, ZaeFQ 1998: 208-214

Paeger, A.: Vom AMIQ-Baustein „Prozeßqualität zum Pathway Management und Disease Management, IV. Asklepioskongress, Wiesbaden 1998

Paeger Axel: „Ärzteschaft und Controlling: auf dem Weg zur Profit-Center-Idee". Gesundheitsökonomie & Qualitätsmanagement 2 (1997) 144-147

Paeger Axel: Quality improvement in Germany, Journal on Quality Improvement 1, 1997, 6-14

Paeger/Möller: „Interne Qualitätssicherung im Krankenhaus". f&w 3/97 14. Jahrg.: 242-245.

Piechowiak, H.: Soziamedizinische Analyse: Wie krank sind Reha-Antragsteller. Öff. Gesundh.-Wes. 50 (1988) 572-578

Piechowiak, H.: Evaluation der sozialmedizinischen Begutachtung, Öff. Gesundh.-Wes. 51 (1989) 599-603

Pientka, L.: Die Bedeutung evidenzbasierter Entscheidungen für die Gesundheitspolitik, Der Onkologe, 7 (1999) 577-580

Porszolt, F.: Können Standards die internistische Therapie für den Patienten transparent machen? Der Onkologe, 5 (1998) 436ff.

Porszolt, F.: Evidence-Based Medicine: Attitüde-Skills-Knowledge Die Reiehnfolge ist entscheidend. Gesundh.ökon.Qual-manag. 3 (1998) 192-197

Rath Thomas: „Qualitätssicherung im Krankenhaus. Warten auf den Durchbruch". DOK 3 (1. Febr. 97) 90-94.

Rau, Ferdinand: DRG-Einführung in Deutschland, ZaeFQ 2002: 498-504

Riegel Theo: „Qualitätssicherung im Krankenhaus aus der Sicht der Kostenträger". Das Krankenhaus 12/97. 725-738.

Rienhoff, O.: Qualitätsmanagement, in Schwartz, F. W., Badura, B., Leidl, R., Raspe, H., Siegrist, J. (Hrsg.): Das Public Health Buch, (1998) 585ff.

Robinson, J.C.: Deecline in Hospital Utilization and Cost Inflation Under Managed Care in California. JAMA Oct. 2 (1996) 1060-1064

Ruprecht Thomas M.: „Qualität im Gesundheitswesen".. Gustav-Fischer-Verlag. 1997: 75-81

Sachverständigenrat zur konzertierten Aktion im Gesundheitswesen: Jahresgutachten 1989, Bonn 1991

Sachverständigenrat für die konzertierte Aktion im Gesundheitswesen: Gesundheitsversorgung und Krankenversicherung 2000, Sachstandsbericht, Bonn (1994)

Sachverständigenrat für die konzertierte Aktion im Gesundheitswesen: Jahresgutachten 2000/2001, Bundestagsdruchsache 14/5660/5661, Bonn 2001

Selbmann, Hans-Konrad: (1998) Qualitätsstrategien für das Gesundheitswesen von morgen, in Asklepios Kliniken GmbH: IV. Asklepios Kongreß, Kronberg 1998

Selbmann, Hans-Konrad (Hrsg.): Evaluation qualitätssichernder Maßnahmen in der Medizin, Beiträge zur Gesundheitsökonomie 30, Gerlingen 1995

Selbmann, Hans-Konrad: Messen der Qualität, in Eichhorn P., Seelos H.-J., Schulenberg J.-M. (Hrsg.): Krankenhausmanagement, Müchen Jena 2000

Schmitz, Harald; Bauder, D.; Jacob, M; Schindler,I.: Kalkulation von Fallkosten in einem deutschen DRG-System, Das Krankenhaus 2002: 111-112

Schoppe, Chriastiane; Walger, Martin: Krankenhausspezifische Zertifizierungsverfahren KTQ startet 2002 (Teil II), Das Krankenhaus 2002: 15-20

Schöffski, Oliver; J.-Matthias Graf v.d. Schulenburg (Hrsg.): Gesundheitsökonomische Evaluation, Berlin Heidelberg 2002

Schumacher, Martin; Schulgen, Gabi: Methodik klinischer Studien, Springer, Berlin Heidelberg 2002

Schütze, F.: Die Technik des narrativen Interviews in Interaktionsfeldstudien, Arbeitsberichte und Forschungsmaterialien der Fakultät für Soziologie, Bielefeld 1977

Schuntermann, Michael, F.: Konzepte zur Beurteilung medizinischer Rehabilitationsmaßnahmen durch den Rentenverischerungsträger, Deutsche Rentenversicherung 4-5 (1988), 238-265

Schwartz, F.W., Badura, R. Leidl, H. Raspe, J. Siegrist: Das Publik Health Buch; München-Wien -Baltimore (1998)

Schwartz/Perleth: „Ein neuer Standard in der Qualitätssicherung: Die systematische Einbeziehung externer Wissensressourcen". Gesundh.ökon. Qual.-manag.2 (1997) 107-113.

The Joint Commission: „Journal on quality improvement" S. 40-47

Thiel, Volker; Steger, Kai-Uwe; Josten, Cornelia; Shemmer, Eckard: Evodence-based Nursing – missing link zwischen Forschung und Praxis, Pflege 2001: 267-276

Viethen, Gregor: Qualität im Krankenhaus - Grundbegriffe und Modelle des Qualitätsmanagements, Stuttgart 1995

Viethen, Gregor: Qualität rechnet sich - Erfahrungen zum Qualitätsmanagement im Krankenhaus, Stuttgart 1996

Viethen, G.; T. Dombert; M. Klinger; S. Lachmann; C. Bürk: Ein Trendinstrument zur Erhebung von Patientenzufriedenheit: Die Lübecker Fragebogen-Doppelkarte. Gesundh. Ökonom.Qual.manag. 2 (1997) 50-53

Walger Martin: „Qualitätssicherung in der stationären Versorgung". Das Krankenhaus 12/97: 721-724

Werntges, Axel: Die Prozeßmodule-Dokumentation und -optimierung mittels eines Handbuches gemäß der DIN EN ISO 9001, in III. Asklepios Symposium 1997, Hrsg: Asklepios Kliniken GmbH (1998)

BEI GRIN MACHT SICH IHR WISSEN BEZAHLT

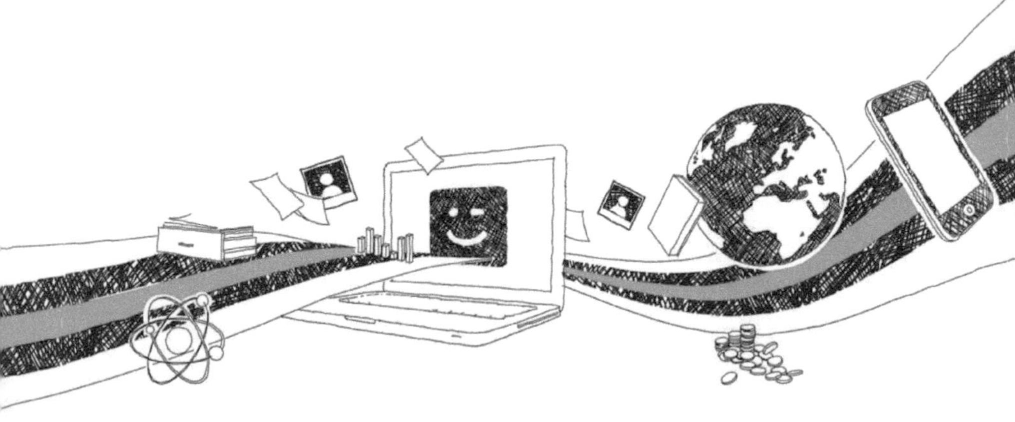

- Wir veröffentlichen Ihre Hausarbeit,
  Bachelor- und Masterarbeit

- Ihr eigenes eBook und Buch -
  weltweit in allen wichtigen Shops

- Verdienen Sie an jedem Verkauf

Jetzt bei www.GRIN.com hochladen
und kostenlos publizieren

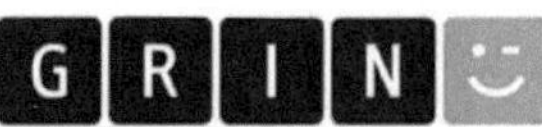